UE 5
Organisation des appareils et des systèmes
Aspects morphologiques et fonctionnels

Chez le même éditeur

Collection Pass'Santé

Dans la collection Pass'Santé QCM

UE 1 - Atomes - Biomolécules - Génome - Bioénergétique - Métabolisme, par J. Gabert, H. Galons. 2011 (à paraître).

UE 3a - Organisation des appareils et des systèmes - Bases physiques des méthodes d'exploration, par F. Giammarile, C. Scheiber, J-P. Vuillez. 2010, 88 pages.

UE 3b - Organisation des appareils et des systèmes – Aspects fonctionnels, par F. Giammarile, C. Scheiber, J-P. Vuillez. 2011, 128 pages.

UE 4 - Évaluation des méthodes d'analyse appliquées aux sciences de la vie et de la santé, par O. Semoun, A.-J. Valleron. 2010, 168 pages.

UE 6 – Initiation à la connaissance du médicament, par J.-M. Aiache, J.-M. Cardot, Y. Cherrah, P. Coudert. 2011 (à paraître).

UE 7 – Santé – Société - Humanité, par P. Czernichow, S. Bimes-Arbus, D. Carricaburu, J.-F. Dartigues, P. Le Coz, A.-L. Le Faou, M.-H. Metzger, M.-C. Simeoni. 2011 (à paraître).

Dans la collection Pass'Santé Cours

UE 1 - Atomes - Biomolécules - Génome - Bioénergétique - Métabolisme, par J. Gabert, H. Galons. 2011 (à paraître).

UE 3a - Organisation des appareils et des systèmes - Bases physiques des méthodes d'exploration, par F. Giammarile, C. Scheiber, A. Crut, C. Pailler-Mattei. 2010, 368 pages.

UE 4 - Évaluation des méthodes d'analyse appliquées aux sciences de la vie et de la santé, par A.-J. Valleron. 2010, 232 pages.

UE 5 - Organisation des appareils et des systèmes - Aspects morphologiques et fonctionnels, par V. Delmas, D. Brémond-Gignac, O. Clément, R. Douard, S. Dupont, C. Latrémouille, J.M. Le Minor, N. Pirró, P. Sèbe, C. Vacher, R. Yiou. 2011, 368 pages.

UE 6 – Initiation à la connaissance du médicament, par J.-M. Aiache, J.-M. Cardot, Y. Cherrah, P. Coudert. 2011 (à paraître).

UE 7 – Santé – Société - Humanité, par P. Czernichow, S. Bimes-Arbus, D. Carricaburu, J.-F. Dartigues, P. Le Coz, A.-L. Le Faou, M.-H. Metzger, M.-C. Simeoni. 2011 (à paraître).

QCM

Pass'Santé

Conforme au programme

PAES

1re ANNÉE DES ÉTUDES DE SANTÉ

UE 5

Organisation des appareils et des systèmes

Aspects morphologiques et fonctionnels

V. Delmas, O. Clément, D. Brémond-Gignac, R. Douard,
S. Dupont, C. Latrémouille, J.M. Le Minor, N. Pirró,
P. Sèbe, C. Vacher, R. Yiou

ELSEVIER
MASSON

ISBN : 978-2-294-70890-9

Elsevier Masson SAS, 62, rue Camille-Desmoulins, 92442 Issy-les-Moulineaux cedex
www.elsevier-masson.fr

Les auteurs

Vincent Delmas est professeur des universités en anatomie (faculté de médecine, université Paris Descartes) et praticien hospitalier, service d'urologie, hôpital Bichat, Paris.

Olivier Clément est professeur des universités en radiologie (faculté de médecine, université Paris Descartes) et praticien hospitalier, service de radiologie, hôpital européen Georges-Pompidou, Paris.

Dominique Brémond-Gignac est professeur des universités en ophtalmologie (faculté de médecine, université Picardie Jules-Verne), praticien hospitalier, service d'ophtalmologie, CHU d'Amiens, anciennement maître de conférences des universités en anatomie.

Richard Douard est maître de conférences des universités en anatomie (faculté de médecine, université Paris Descartes), chirurgien des hôpitaux, unité de chirurgie digestive et endocrinienne, hôpital Cochin, Paris.

Sophie Dupont est maître de conférences des universités en anatomie (faculté de médecine, université Pierre-et-Marie-Curie Paris 6), praticien hospitalier, service de neurologie, hôpital Pitié-Salpêtrière, Paris.

Christian Latrémouille est professeur des universités en anatomie (faculté de médecine, université Paris Descartes), praticien hospitalier, service de chirurgie cardiaque, hôpital européen Georges-Pompidou, Paris.

Jean-Marie Le Minor est maître de conférences des universités en anatomie (faculté de médecine, université de Strasbourg), praticien hospitalier, service d'imagerie bucco-dentaire, CHU de Strasbourg.

Nicolas Pirró est professeur des universités en anatomie (faculté de médecine, Marseille, secteur Timone), praticien hospitalier, service de chirurgie digestive et générale, hôpital La Timone, Marseille.

Philippe Sèbe est maître de conférences des universités en anatomie (faculté de médecine, université Pierre-et-Marie-Curie Paris 6), praticien hospitalier, service d'urologie, hôpital Tenon, Paris.

Christian Vacher est professeur des universités en anatomie (faculté de médecine, université Paris Diderot), praticien hospitalier, service de chirurgie maxillo-faciale et stomatologie, hôpital Beaujon, Clichy.

René Yiou est maître de conférences des universités en anatomie (faculté de médecine, université Paris 12 Val-de-Marne), praticien hospitalier, service d'urologie, CHU Henri-Mondor, Créteil.

Utilisation du cache-réponses

Cet ouvrage vous propose un mode d'entraînement aux QCM, rapide et convivial. Grâce à un système de cache-réponses, vous disposez sur chaque double page :

– des questions, accompagnées de cases à cocher ;

– de leurs réponses, cachées.

Le travail d'entraînement et le contrôle de vos résultats se réalisent donc double page après double page, sans navigation laborieuse dans l'ouvrage.

L'utilisation du cache est très simple ; nos conseils sont les suivants :

1. Le cache-réponses, une fois détaché, doit être plié sur la longueur, suivant la rainure prévue à cet effet.

2. Il se positionne dans la gouttière de l'ouvrage, c'est-à-dire au « centre », à cheval sur la page de gauche et la page de droite. Les cases pré-cochées fournissant les réponses sont occultées tandis que les cases vierges sont à votre disposition pour un travail au crayon dans les conditions réelles du concours.

3. Une fois l'ensemble des réponses aux QCM de la double page cochées, le cache peut être enlevé pour le contrôle des résultats.

4. Des appels de notes vous renvoient alors à un ou plusieurs commentaires situés en bas de page dans la zone grisée.

Important : lors du contrôle de vos résultats sur une double page donnée, nous vous conseillons de glisser le cache-réponses dans la double page suivante : ainsi, quand vous passerez à cette nouvelle double page, votre œil – qui travaille très efficacement et éventuellement à l'encontre de votre volonté – ne sera pas tenté d'en «photographier» les corrigés.

L'éditeur

Table des matières

Crédits

• Les illustrations suivantes sont extraites de l'ouvrage Gray's *Anatomie pour les étudiants*, par R. Drake, W. Vogl et A.W.M. Mitchell, Elsevier, 2e édition 2010 : figures 7, 8, 10, 11, 13, 20, 22, 23, 24, 25, 26, 27, 28, 33, 34, 36, 37, 38, 44, 45, 47, 48, 49A, 49B, 52, 53, 56, 57.

• Les illustrations suivantes ont été réalisées par Hélène Fournié : figures 1, 2, 3, 12, 14, 15, 16, 17, 29, 32, 35, 40, 41, 43, 54.

• Les clichés ont été fournis par le professeur Olivier Clément : figures 4, 5, 6, 9, 18, 19, 21, 30, 31A, 31B, 31C, 31D, 31E, 31F, 39A, 39B, 39C, 39D, 42, 46A, 46B, 46C, 46D, 46E, 46F, 50, 51, 55A, 55B, 55C.

1.

Qu'est-ce que le corps humain

Planches muettes

Donner un titre et légender les figures suivantes.

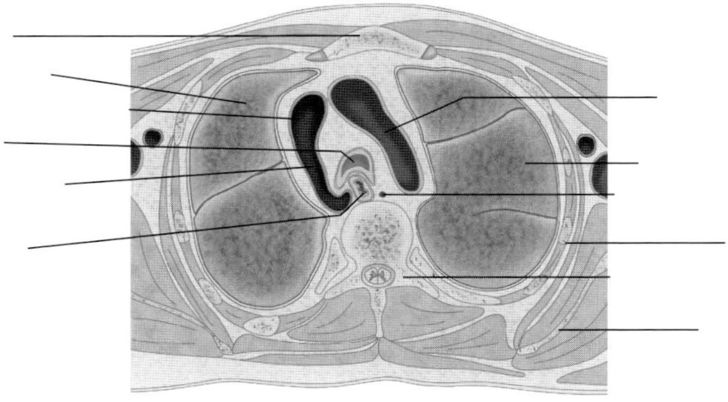

Fig. 1.

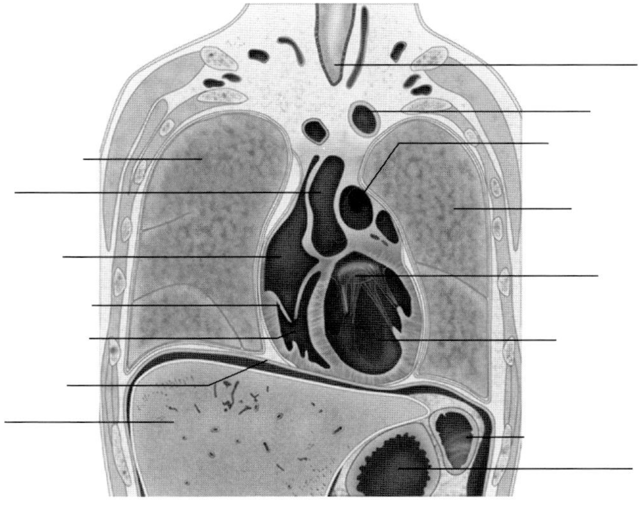

Fig. 2.

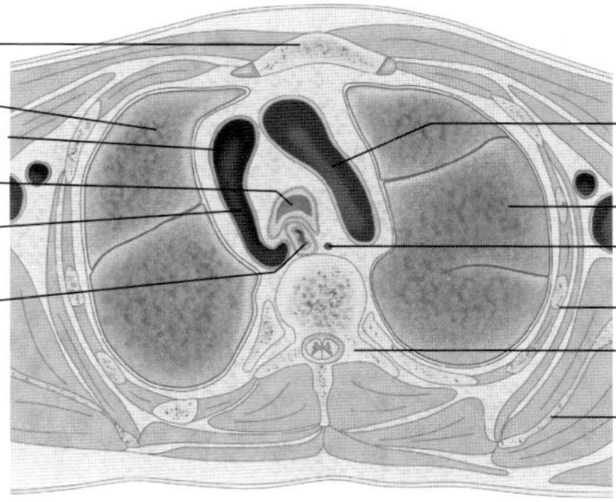

Fig. 1. *Exemple de coupe transversale au niveau du thorax.*
Vue inférieure de la coupe. La coupe est orientée comme sur une coupe de scanner : avant vers le haut ; côté droit à gauche.

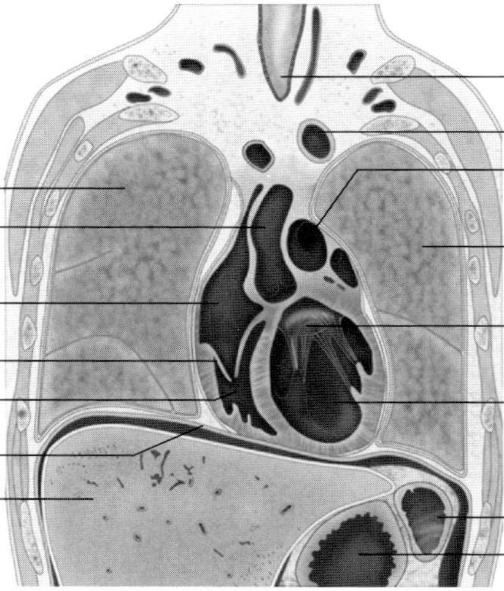

Fig. 2. *Exemple de coupe dorsale, plan frontal, au niveau du thorax.*
Vue intérieure de la coupe. Les deux poumons sont présents dans ce plan ; le médiastin est occupé ici par le cœur, l'aorte ascendante et l'artère pulmonaire. Au-dessous du diaphragme : l'abdomen avec le foie, l'estomac, l'angle gauche du côlon. Au-dessus : la base du cou avec la trachée.

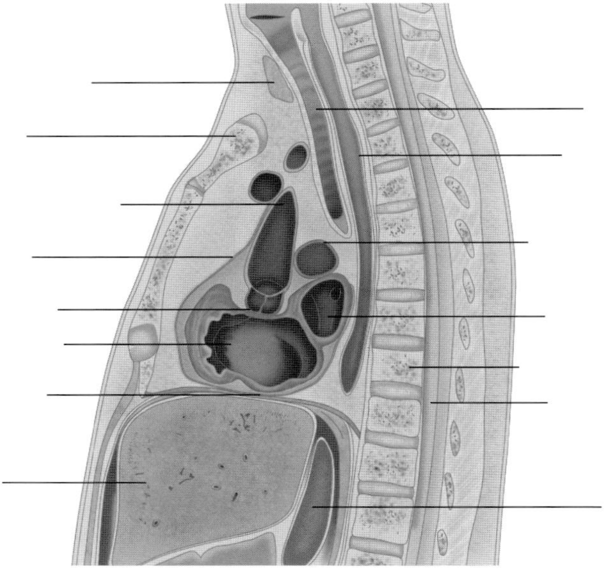

Fig. 3.

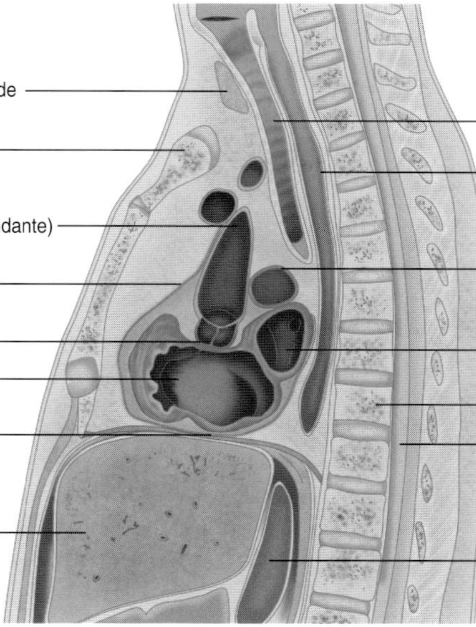

Fig. 3. *Exemple de coupe sagittale médiane du tronc.*
Cette coupe passant par le plan médian traverse dorsalement les corps vertébraux. En avant de ceux-ci : la trachée, le cœur, le sternum ; sous le diaphragme : le foie.

QCM

1. Quelle est la langue internationale de l'anatomie ?

A. L'anglais ☐ ☐
B. L'allemand ☐ ☐
C. Le grec ☐ ☐
D. Le latin ☐ ☑
E. Le français ☐ ☐

2. Le plan qui définit des structures en crânial et caudal, est le plan :

A. Frontal ☐ ☐
B. Coronal ☐ ☐
C. Sagittal ☐ ☐
D. Transversal ☐ ☑
E. Vertical ☐ ☐

3. Un système définit des éléments anatomiques :

A. Qui sont situés dans la même région ☐ ☐
B. Qui ont la même structure ☐ ☑
C. Qui ont la même fonction ☐ ☐
D. Qui répondent à la même vie animale ☐ ☐
E. Qui sont inhomogènes ☐ ☐

4. La coupe représentée fig. 3 est une coupe sagittale médiane, parce que (une réponse inexacte) :

A. Le cou est à la partie supérieure ☐ ☐
B. Le cœur est situé au-dessus du diaphragme ☐ ☐
C. Les deux poumons sont visibles ☐ ☑
D. La colonne vertébrale est sectionnée ☐ ☐
E. Le sternum est visible ☐ ☐

5. La posture de référence du corps humain en anatomie est un homme (une inexacte) :

A. Vivant ☐ ☐
B. Debout ☐ ☐
C. Pieds joints ☐ ☐
D. La paume regardant en dedans ☐ ☑
E. La tête orientée dans le plan de Francfort ☐ ☐

6. En sciences, l'anatomie des animaux est aussi dénommée :

- ☐ ☐ **A.** Biométrie
- ☐ ☐ **B.** Organogenèse
- ☐ ☐ **C.** Anthropologie
- ☑ ☐ **D.** Anatomie comparée
- ☐ ☐ **E.** Anatomie générale

2.
Appareil osseux

Planches muettes

Donner un titre et légender les figures suivantes.

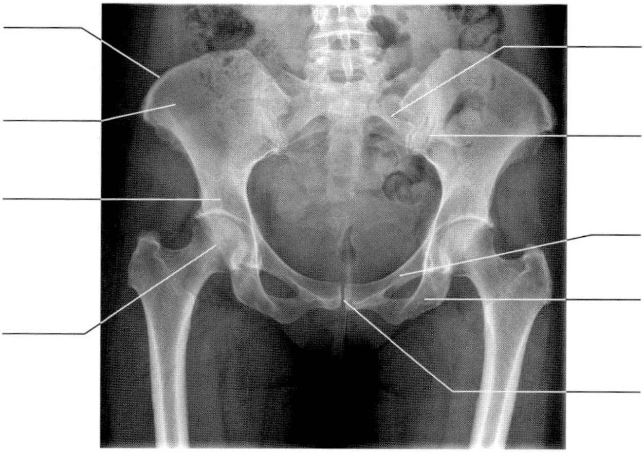

Fig. 4.

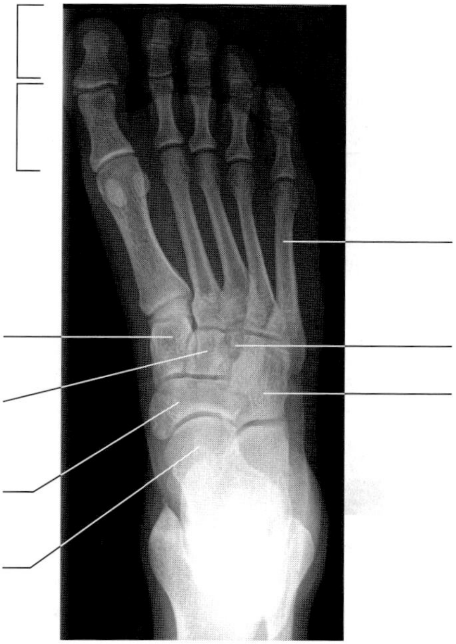

Fig. 5.

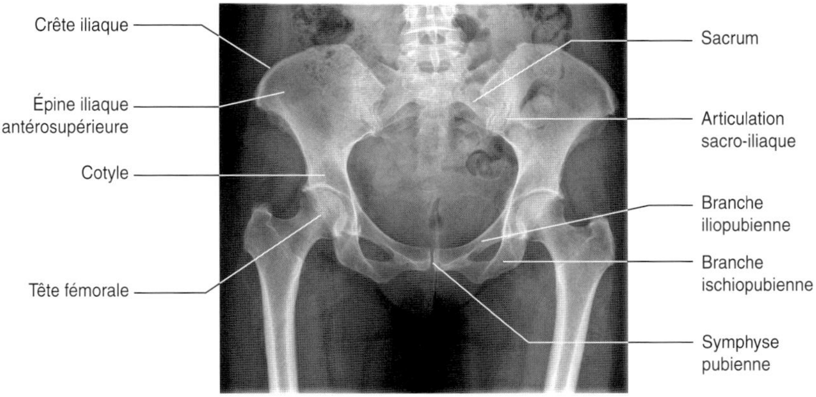

Fig. 4. Radiographie de bassin de face.

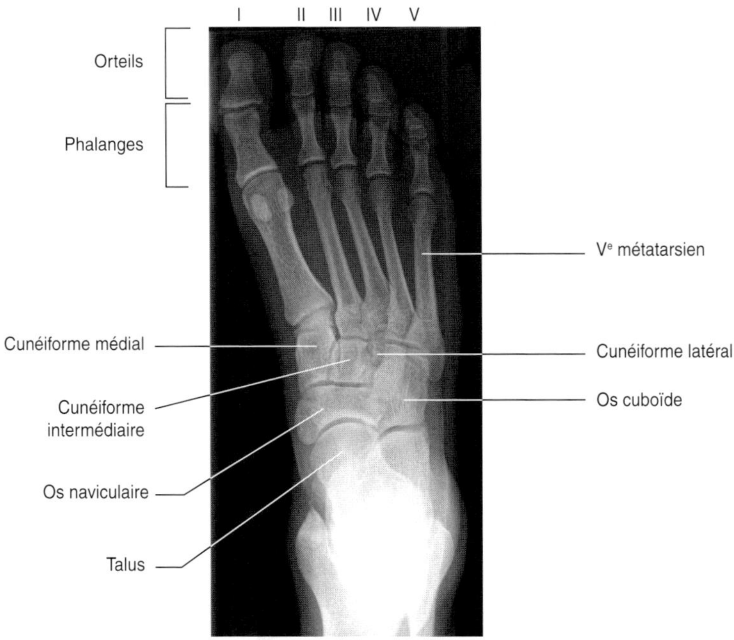

Fig. 5. Radiographie des os du pied.

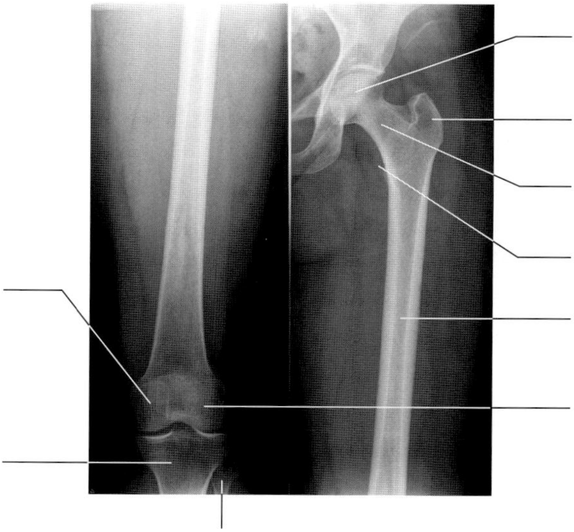

Fig. 6.

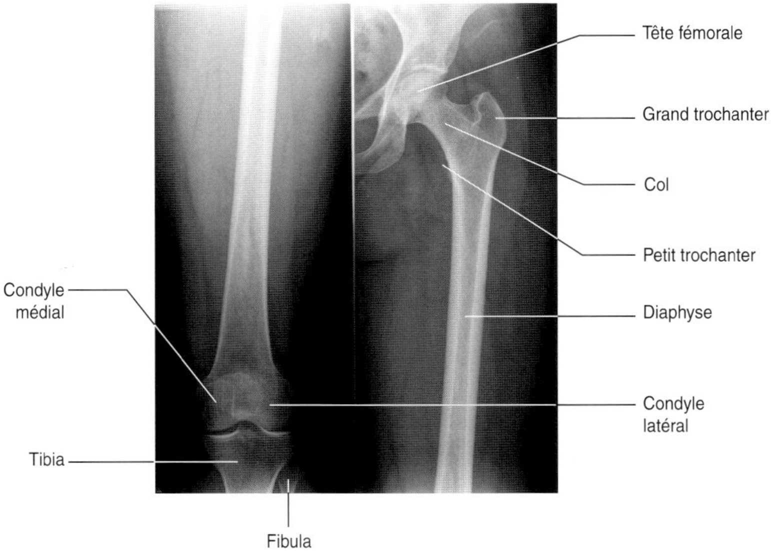

Fig. 6. *Radiographie du fémur gauche de face.*

QCM

7. Parmi ces os, lequel ou lesquels appartiennent à la ceinture scapulaire ?

A. Humérus	☐	☐
B. Clavicule	☐	☑
C. Os coxal	☐	☐
D. Vertèbre thoracique	☐	☐
E. Scapula	☐	☑

8. Parmi ces saillies osseuses, laquelle ou lesquelles sont présentes sur le fémur ?

A. Grand trochanter	☐	☑
B. Condyle	☐	☑
C. Tête humérale	☐	☐
D. Ligne âpre	☐	☑
E. Épine ischiatique	☐	☐

9. Parmi ces os, lequel ne participe pas à la formation de la face ?

A. Os lacrymal	☐	☐
B. Vomer	☐	☐
C. Os pariétal	☐	☑
D. Os zygomatique	☐	☐
E. Os palatin	☐	☐

10. Parmi ces os, lequel n'est pas un os de la voûte du crâne ?

A. Os frontal	☐	☐
B. Os occipital	☐	☐
C. Os temporal	☐	☐
D. Os ethmoïde	☐	☑
E. Os pariétal	☐	☐

11. Parmi ces saillies osseuses, laquelle ou lesquelles sont articulaires ?

A. Ligne	☐	☐
B. Tête	☐	☑
C. Processus	☐	☐
D. Tubérosité	☐	☐
E. Condyle	☐	☑

12. Parmi les propositions suivantes concernant les vertèbres, laquelle ou lesquelles sont exactes ?

☑ ☐ **A.** Il existe normalement sept vertèbres cervicales

☐ ☐ **B.** Il existe normalement six vertèbres sacrales fusionnées qui forment le sacrum

☐ ☐ **C.** Il existe normalement quatorze vertèbres thoraciques

☑ ☐ **D.** Il existe normalement cinq vertèbres lombales

☐ ☐ **E.** Il existe normalement sept vertèbres lombales

13. Sur cette vue antérieure des os du poignet et de la main :

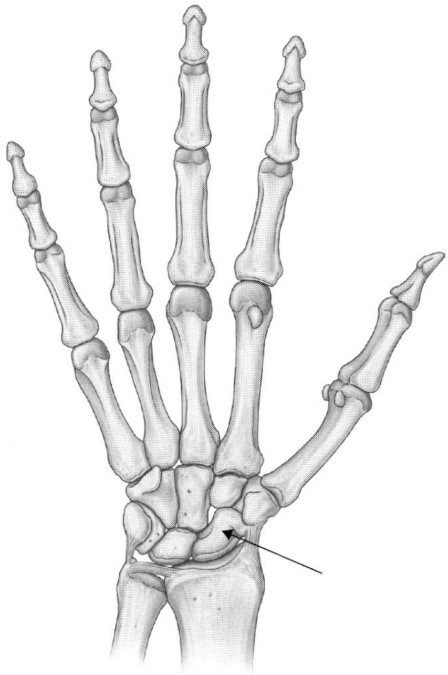

Fig. 7. *Quel est l'os représenté par la flèche ?*

☐ ☐ **A.** Trapèze

☐ ☐ **B.** Pisiforme

☐ ☐ **C.** Capitatum

☑ ☐ **D.** Scaphoïde

☐ ☐ **E.** Hamatum

14. Sur cette coupe frontale du crâne et de la face :

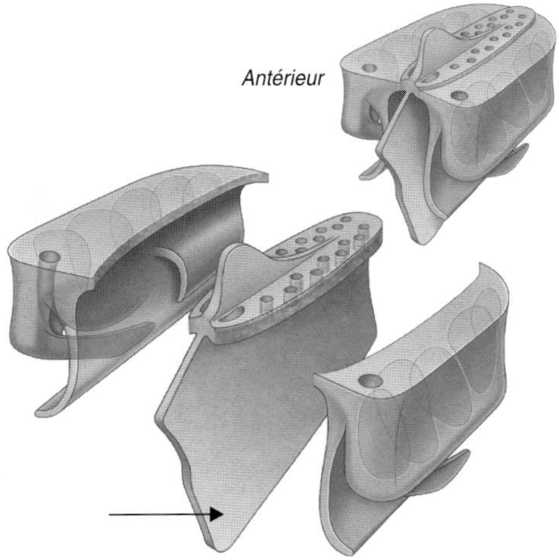

Fig. 8. *L'élément représenté par la flèche est :*

A. La lame criblée de l'ethmoïde ☐ ☐
B. La lame perpendiculaire de l'ethmoïde ☐ ☑
C. Le vomer ☐ ☐
D. Le palatin ☐ ☐
E. Le cornet nasal inférieur ☐ ☐

15. Parmi les os suivants, lequel n'est pas un os court ?

A. Vertèbre cervicale ☐ ☑
B. Trapèze ☐ ☐
C. Lunatum ☐ ☐
D. Triquetrum ☐ ☐
E. Capitatum ☐ ☐

16. Parmi les os suivants, lequel n'est pas un os plat ?

A. Os frontal ☐ ☐
B. Trapèze ☐ ☑
C. Os occipital ☐ ☐
D. Os pariétal ☐ ☐
E. Os temporal ☐ ☐

3.
Tête et cou

Planches muettes

Donner un titre et légender les figures suivantes.

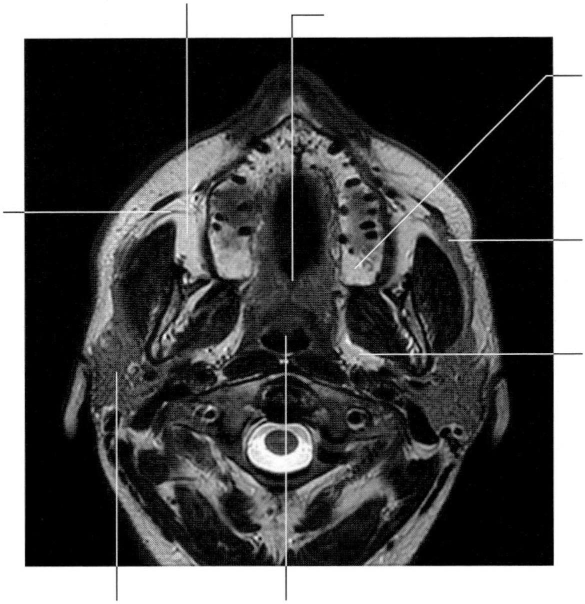

Fig. 9.

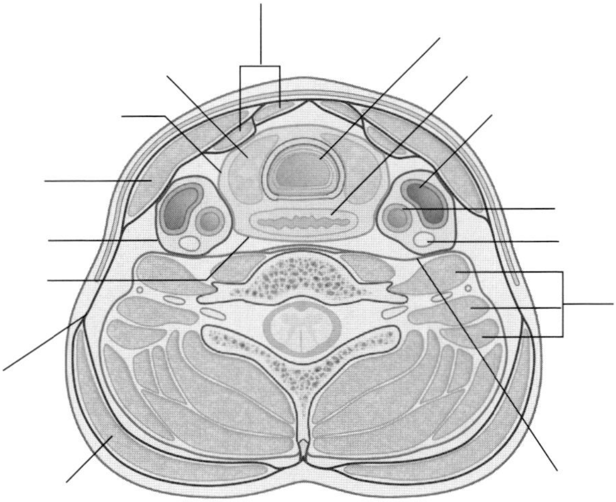

Fig. 10.

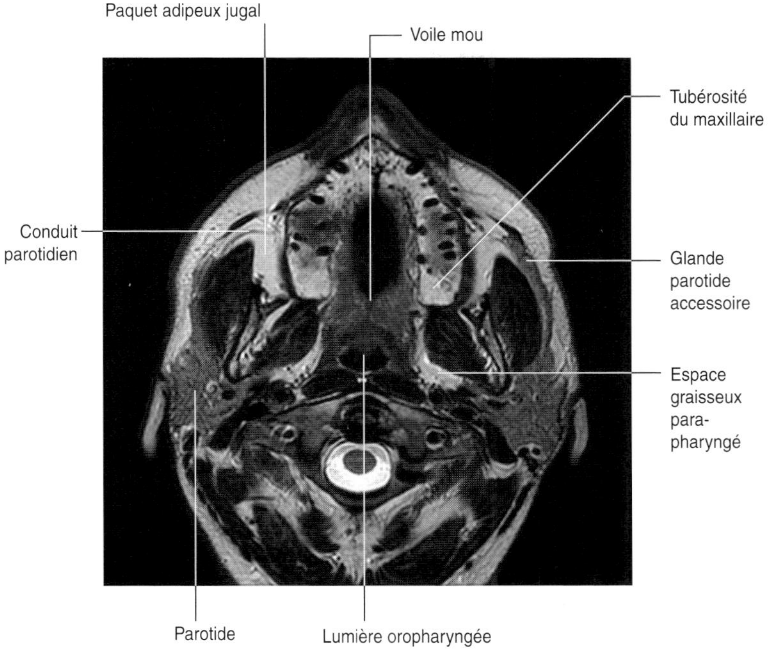

Fig. 9. IRM en coupe axiale.

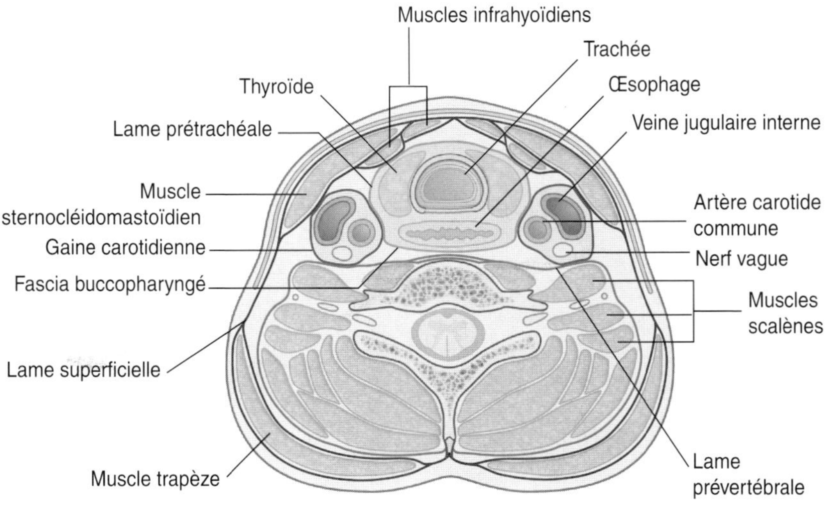

Fig. 10. Fascia du cou, coupe transversale.

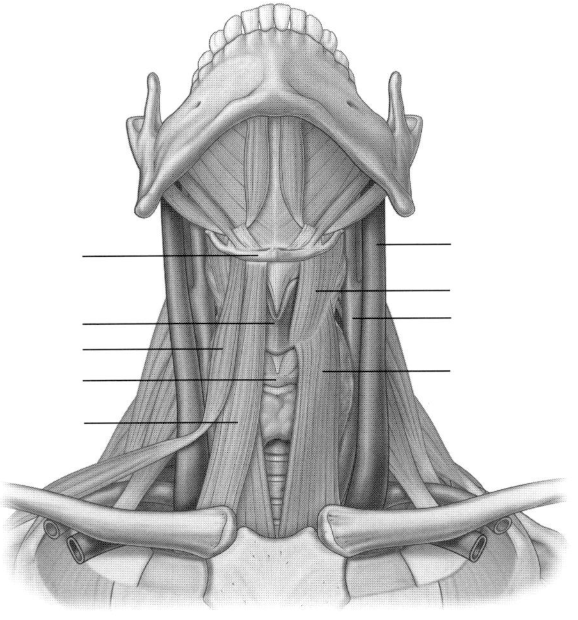

Fig. 11.

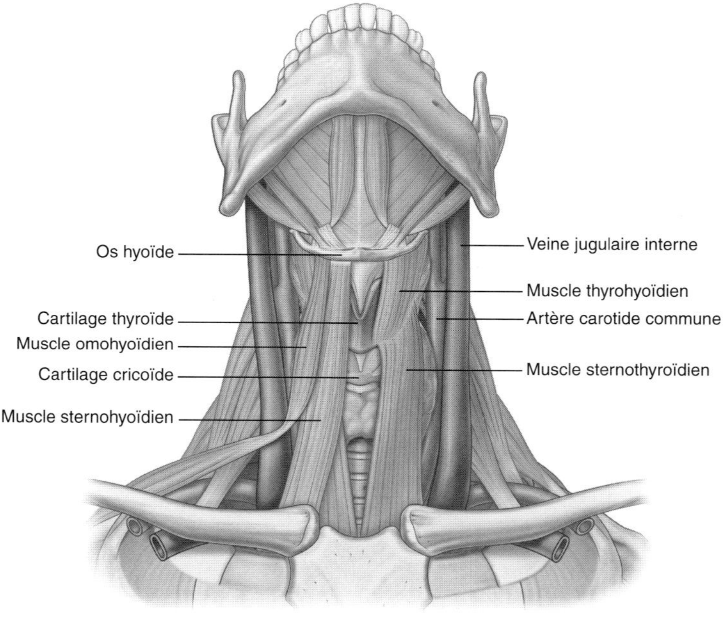

Fig. 11. Muscles sous-hyoïdiens.

QCM

Une seule réponse possible.

17. Parmi les éléments suivants, un seul ne participe pas à la paroi médiale de l'orbite. Lequel ?

- **A.** Labyrinthe ethmoïdal ☐ ☐
- **B.** Os lacrymal ☐ ☐
- **C.** Os zygomatique ☐ ☑
- **D.** Os frontal ☐ ☐
- **E.** Corps du sphénoïde ☐ ☐

18. Parmi les sinus paranasaux suivants, un seul ne se draine pas par un orifice situé sous un cornet nasal. Lequel ?

- **A.** Sinus sphénoïdal ☐ ☑
- **B.** Cellules ethmoïdales antérieures ☐ ☐
- **C.** Sinus maxillaire ☐ ☐
- **D.** Cellules ethmoïdales postérieures ☐ ☐
- **E.** Sinus frontal ☐ ☐

19. Parmi les éléments suivants, un seul ne passe pas dans la glande parotide. Lequel ?

- **A.** Veine rétromandibulaire ☐ ☐
- **B.** Artère carotide externe ☐ ☐
- **C.** Nerf facial ☐ ☐
- **D.** Veine jugulaire interne ☐ ☑
- **E.** Veine temporale superficielle ☐ ☐

20. Parmi les muscles suivants, un seul ouvre la glotte (muscle respiratoire). Lequel ?

- **A.** Cricothyroïdien ☐ ☐
- **B.** Thyroaryténoïdien inférieur ☐ ☐
- **C.** Aryténoïdien ☐ ☐
- **D.** Cricoaryténoïdien latéral ☐ ☐
- **E.** Cricoaryténoïdien postérieur ☐ ☑

21. Parmi les muscles suivants, un seul est tenseur des plis vocaux. Lequel ?

- **A.** Cricoaryténoïdien latéral ☐ ☐
- **B.** Cricothyroïdien ☐ ☑
- **C.** Cricoaryténoïdien postérieur ☐ ☐
- **D.** Thyroaryténoïdien inférieur ☐ ☐
- **E.** Aryténoïdien ☐ ☐

22. Parmi les muscles suivants, un seul est innervé par le nerf laryngé supérieur. Lequel ?

☐ ☐ **A.** Cricoaryténoïdien latéral
☑ ☐ **B.** Cricothyroïdien
☐ ☐ **C.** Cricoaryténoïdien postérieur
☐ ☐ **D.** Thyroaryténoïdien inférieur
☐ ☐ **E.** Aryténoïdien

Plusieurs réponses possibles.

23. Parmi ces éléments, lequel ou lesquels donne(nt) insertion au muscle constricteur moyen du pharynx ?

☐ ☐ **A.** Corne supérieure du cartilage cricoïde
☐ ☐ **B.** Corne inférieure du cartilage thyroïde
☑ ☐ **C.** Petite corne de l'os hyoïde
☑ ☐ **D.** Grande corne de l'os hyoïde
☐ ☐ **E.** Crochet du processus ptérygoïde

24. Parmi les artères suivantes, laquelle ou lesquelles sont des branches collatérales de l'artère carotide externe ?

☑ ☐ **A.** Artère auriculaire postérieure
☑ ☐ **B.** Artère pharyngienne ascendante
☐ ☐ **C.** Artère thyroïdienne inférieure
☑ ☐ **D.** Artère faciale
☑ ☐ **E.** Artère linguale

25. Parmi les éléments suivants, lequel ou lesquels limitent le triangle suboccipital ?

☑ ☐ **A.** Muscle oblique supérieur de la tête
☐ ☐ **B.** Muscle longissimus du cou
☑ ☐ **C.** Muscle oblique inférieur de la tête
☐ ☐ **D.** Muscle nucal
☑ ☐ **E.** Muscle grand droit postérieur de la tête

26. Parmi les propositions suivantes concernant le larynx laquelle ou lesquelles sont exactes ?

☐ ☐ **A.** Le vestibule du larynx est situé en dessous des plis vocaux
☑ ☐ **B.** Le ventricule du larynx est situé en dessous des plis vestibulaires
☐ ☐ **C.** Le ventricule du larynx est situé au-dessus des plis vestibulaires
☐ ☐ **D.** La glotte est située entre les plis vestibulaires
☑ ☐ **E.** La glotte est située entre les plis vocaux

4.
Dents

◗ Planches muettes

Donner un titre et légender les figures suivantes.

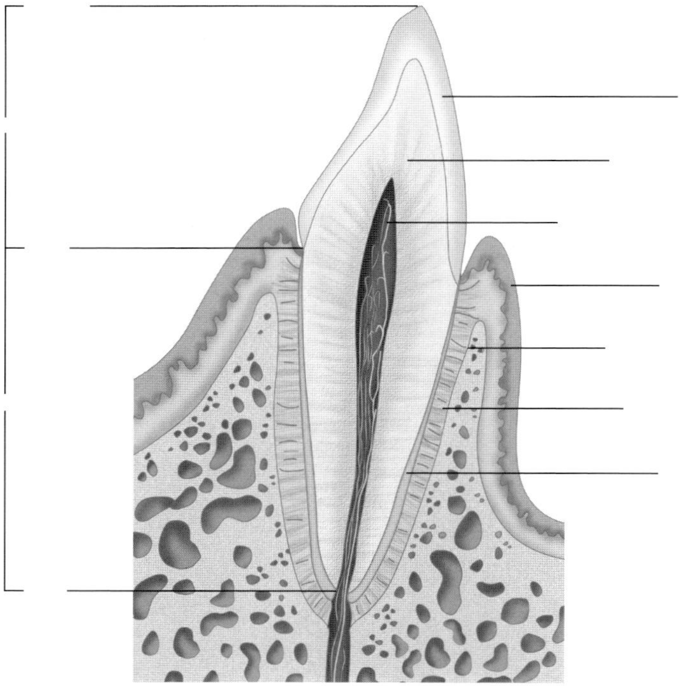

Fig. 12.

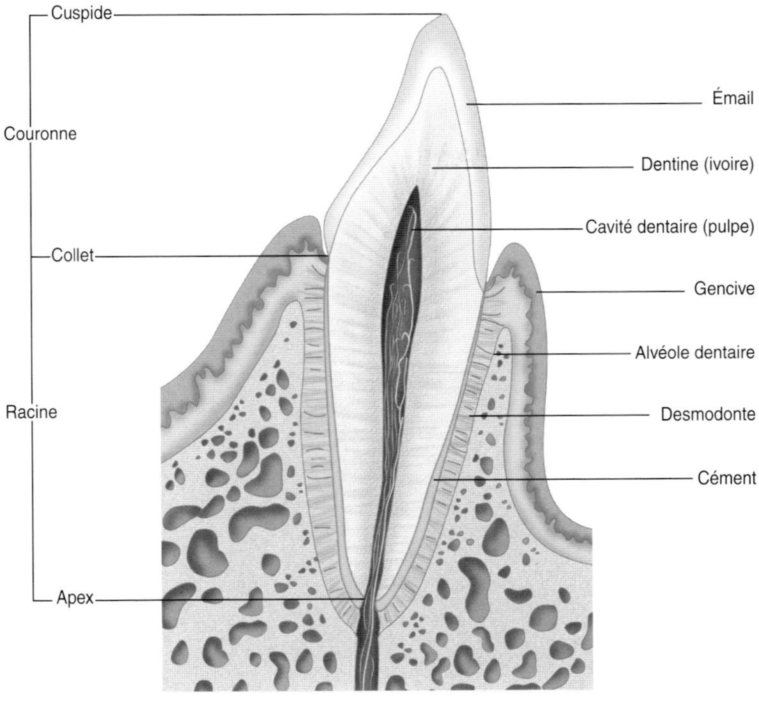

Fig. 12. *Dent type.*

– Donner un titre et légender la figure suivante.
– Numéroter les dents selon la numérotation internationale.

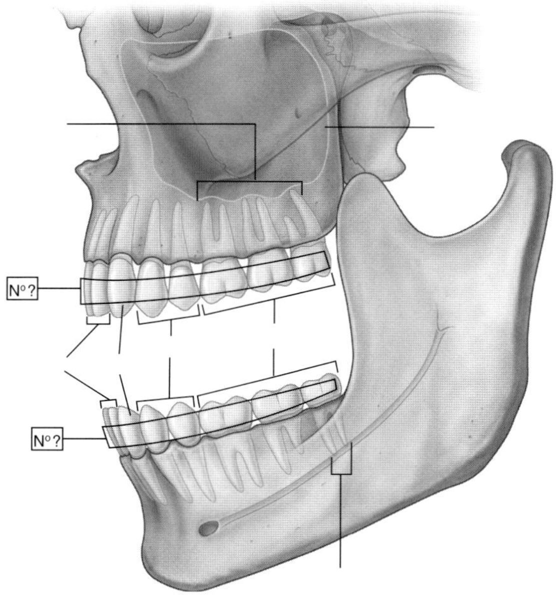

Fig. 13.

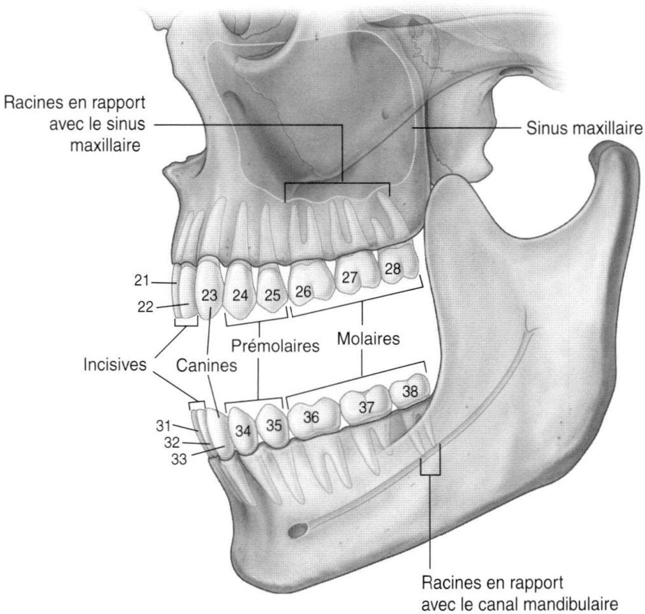

***Fig. 13.** Denture permanente (ou définitive, ou adulte) : 32 dents. Denture* in situ *dans le squelette maxillomandibulaire en vue de profil gauche."*

QCM

QCM

27. La denture humaine adulte comprend normalement :

A. Trente-six dents ☐ ☐
B. Deux incisives par hémiarcade ☐ ☑
C. Deux canines par hémiarcade ☐ ☐
D. Seize dents implantées dans des alvéoles de l'os maxillaire ☐ ☑
E. Trois molaires auxquelles s'ajoute la dent de sagesse ☐ ☐

28. Parmi les propositions suivantes concernant la structure de la dent, lesquelles sont exactes ?

A. L'émail recouvre la couronne ☐ ☑
B. La dentine recouvre la racine ☐ ☐
C. Le cément recouvre la dentine ☐ ☑
D. L'émail recouvre la dentine ☐ ☑
E. L'émail est richement innervé ☐ ☐

29. Parmi les propositions suivantes concernant les faces des dents, lesquelles sont exactes ?

A. La face occlusale appartient à la couronne ☐ ☑
B. Les faces occlusales des dents maxillaires font face aux faces occlusales des dents mandibulaires ☐ ☑
C. La face vestibulaire est tournée vers la langue ☐ ☐
D. La face palatine est un synonyme de face vestibulaire pour les dents supérieures ☐ ☐
E. La face mésiale est la face la plus éloignée de la troisième molaire ☐ ☑

30. Parmi les propositions suivantes concernant les différents types de dents adultes, lesquelles sont exactes ?

A. Les incisives présentent une racine unique ☐ ☑
B. Pour les incisives supérieures, l'incisive centrale est toujours plus grande que la latérale ☐ ☑
C. Les prémolaires présentent en général deux cuspides et une racine ☐ ☑
D. Les molaires présentent une taille qui augmente de la première à la troisième ☐ ☐
E. Les molaires supérieures présentent généralement cinq cuspides ☐ ☐

31. Parmi les propositions suivantes concernant la denture déciduale, lesquelles sont exactes ?

☐ ☐ **A.** Les garçons présentent des éruptions dentaires plus précoces que les filles
☑ ☐ **B.** Il existe cinq dents déciduales par hémiarcade
☐ ☐ **C.** Les dents déciduales sont au nombre de 24 au total
☑ ☐ **D.** Les premières dents à apparaître sont les incisives centrales supérieures
☐ ☐ **E.** Les dernières dents déciduales apparaissent vers 6 ans

32. Parmi les propositions suivantes concernant les dentures déciduale et permanente, lesquelles sont exactes ?

☑ ☐ **A.** Les molaires n'ont pas d'équivalent décidual
☐ ☐ **B.** La dernière dent déciduale chute vers 18 ans (« dent de sagesse »)
☑ ☐ **C.** La première dent permanente, apparaissant vers 6 ans, est la première molaire
☐ ☐ **D.** L'éruption des canines a lieu entre 6 et 8 ans
☑ ☐ **E.** Il existe une période de denture mixte avec une coexistence de dents déciduales et de dents permanentes

33. Parmi les propositions suivantes concernant la numérotation internationale des dents, lesquelles sont exactes ?

☑ ☐ **A.** La dent 11 désigne l'incisive centrale permanente supérieure droite
☐ ☐ **B.** La dent 27 désigne la deuxième molaire permanente inférieure droite
☐ ☐ **C.** La dent 51 désigne l'incisive centrale déciduale supérieure gauche
☑ ☐ **D.** La dent 57 est une des dents déciduales
☑ ☐ **E.** Les dents 23, 33, 53, 83 sont des canines

5. Système articulaire

Planches muettes

Donner un titre aux figures suivantes.

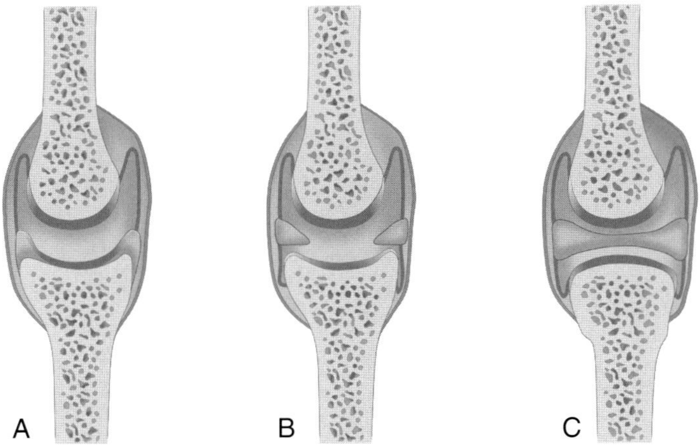

Fig. 14.

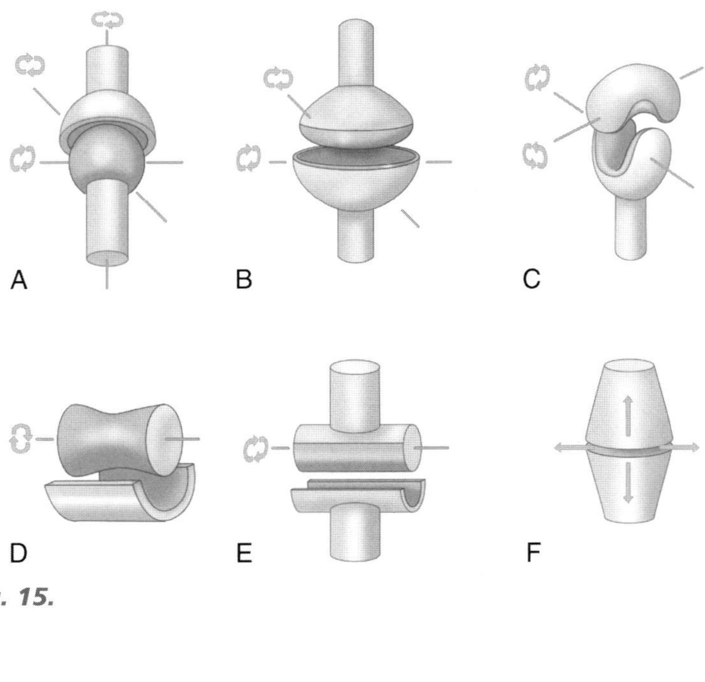

Fig. 15.

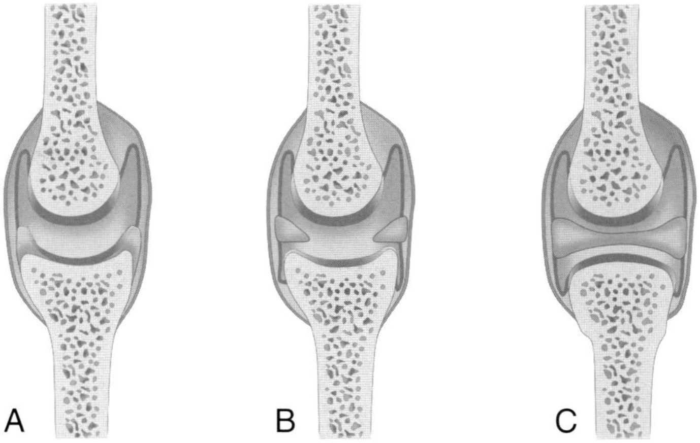

Fig. 14. *Surfaces articulaires fibrocartilagineuses.*
A. Labrum. B. Ménisque. C. Disque.

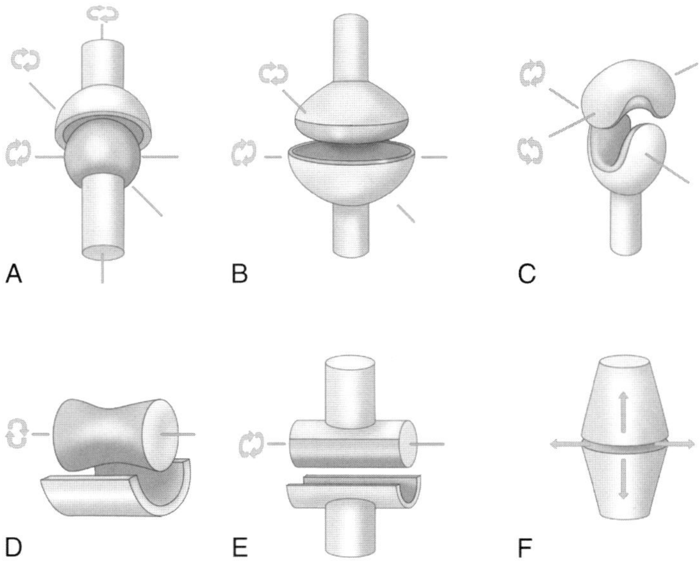

Fig. 15. *Classification morphologique des articulations synoviales.*
A. Articulation sphéroïde (énarthrose). B. Articulation ellipsoïde (condylaire). C. Articulation sellaire (en selle). D. Articulation trochléenne (ginglyme). E. Articulation trochoïde. F. Articulation plane (arthrodie).

QCM

34. Quelles sont les caractéristiques des articulations fibreuses ?

A. Elles sont immobiles	☐	☑
B. Elles ont une cavité articulaire large	☐	☐
C. Les surfaces osseuses sont unies par du fibrocartilage	☐	☐
D. Les surfaces osseuses sont unies par du tissu conjonctif	☐	☑
E. Ce sont les articulations les plus fréquentes au niveau des membres	☐	☐

35. Parmi ces différents types d'articulations, lesquels sont mobiles ?

A. Les syndesmoses	☐	☐
B. Les synostoses	☐	☐
C. Les articulations synoviales	☐	☑
D. Les amphiarthroses	☐	☐
E. Les sysarcoses	☐	☑

36. Parmi ces articulations, lesquelles ont une cavité articulaire ?

A. Les syndesmoses	☐	☐
B. Les synchondroses	☐	☐
C. Les articulations sellaires	☐	☑
D. Les arthrodies	☐	☑
E. Les ginglymes	☐	☑

37. L'articulation qui unit deux surfaces osseuses en forme de poulie, l'une creuse, l'autre pleine, est :

A. Sphéroïde	☐	☐
B. Une articulation condylaire	☐	☐
C. Une articulation sellaire	☐	☐
D. Un ginglyme	☐	☑
E. Une articulation trochoïde	☐	☐

38. Parmi ces articulations synoviales, laquelle (ou lesquelles) a (ou ont) trois degrés de liberté ?

A. Les articulations trochoïdes	☐	☐
B. Les articulations sphéroïdes	☐	☑
C. Les articulations condylaires	☐	☐
D. Les articulations en selle	☐	☐
E. Les arthrodies	☐	☐

39. Parmi ces articulations synoviales, laquelle (ou lesquelles) a (ou ont) un degré de liberté ?

- ☑ ☐ **A.** Les articulations trochoïdes
- ☑ ☐ **B.** Les ginglymes
- ☐ ☐ **C.** Les articulations condylaires
- ☐ ☐ **D.** Les articulations en selle
- ☐ ☐ **E.** Les arthrodies

40. Quelles sont les caractéristiques des articulations synoviales ?

- ☑ ☐ **A.** Elles ont une cavité articulaire
- ☑ ☐ **B.** Elles ont une membrane synoviale
- ☐ ☐ **C.** Les surfaces osseuses sont unies par du fibrocartilage
- ☑ ☐ **D.** Elles constituent la majorité des articulations des membres
- ☐ ☐ **E.** Elles sont fréquentes au niveau du crâne

41. Un ménisque :

- ☐ ☐ **A.** Est constitué de cartilage hyalin
- ☑ ☐ **B.** Est triangulaire sur une coupe transversale
- ☐ ☐ **C.** Divise la cavité articulaire en deux cavités secondaires distinctes
- ☐ ☐ **D.** Est richement vascularisé
- ☑ ☐ **E.** Adhère à la capsule articulaire

42. La position de fonction d'une articulation :

- ☐ ☐ **A.** Est la position de repos de l'articulation
- ☐ ☐ **B.** Permet la relaxation maximale de la capsule articulaire
- ☑ ☐ **C.** Doit être la position d'immobilisation de l'articulation
- ☐ ☐ **D.** Est la position antalgique de l'articulation
- ☑ ☐ **E.** Est la position d'une articulation la plus adaptée à une fonction donnée

6.
Système musculaire

Planches muettes

Donner un titre et légender les figures suivantes.

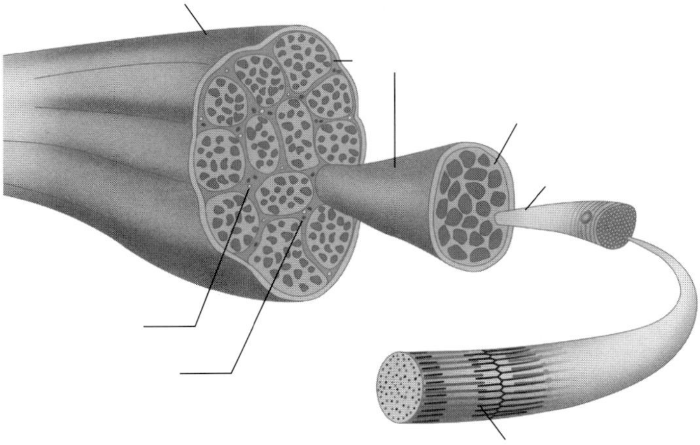

Fig. 16.

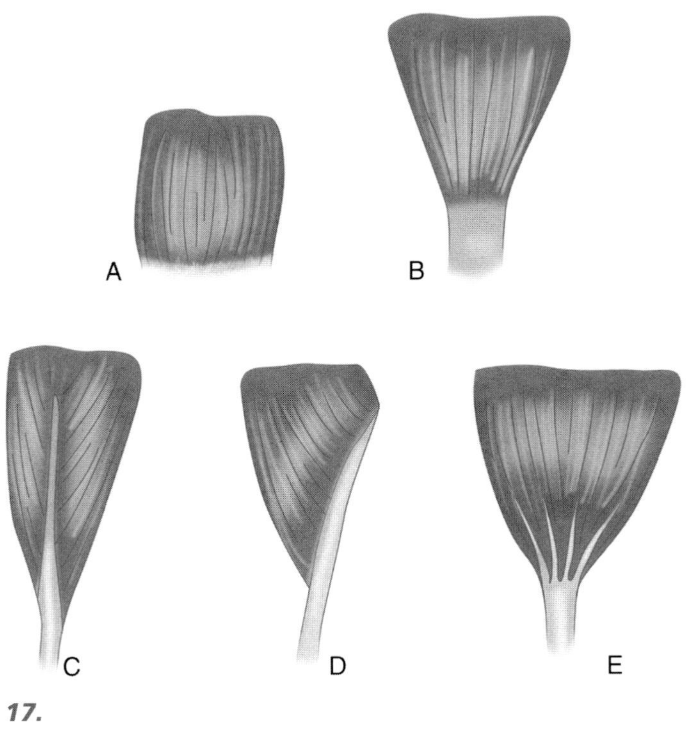

Fig. 17.

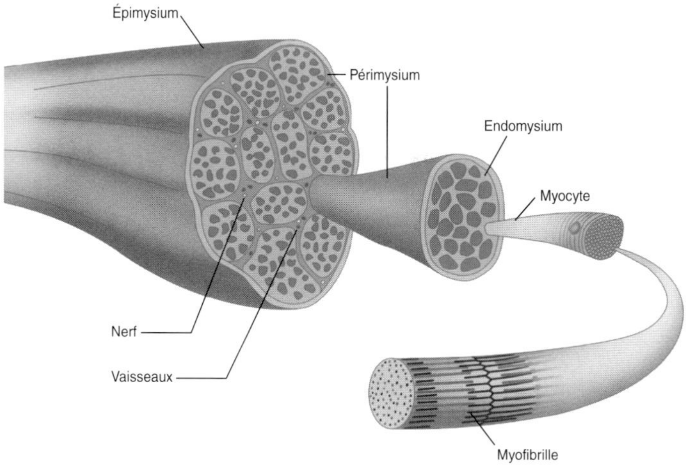

Fig. 16. Coupe transversale montrant la constitution d'un muscle strié.

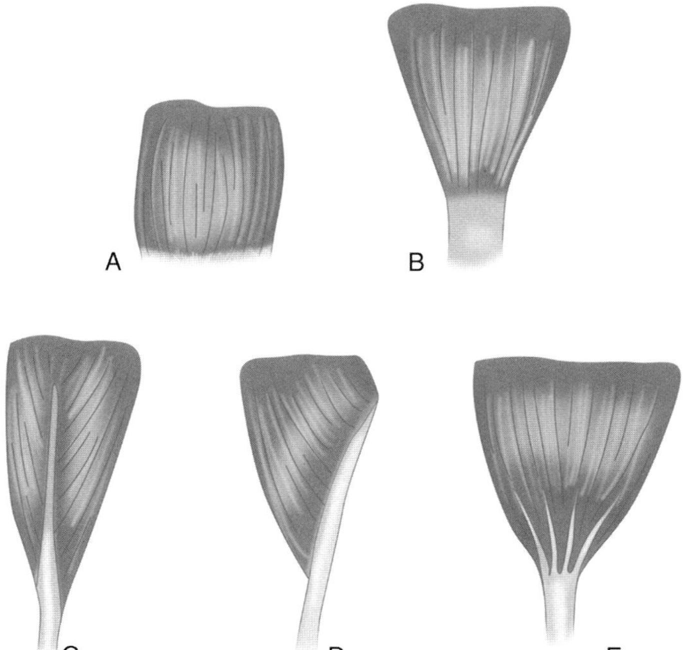

Fig. 17. Texture des muscles.
A. Muscle plat. B. Muscle fusiforme. C. Muscle penniforme. D. Muscle semi-penniforme. E. Muscle multipenné.

QCM

43. Les myocytes des muscles striés :

A. Sont abondants dans les extrémités tendineuses des muscles striés ☐ ☐
B. Sont constitués de myofibrilles lisses ☐ ☐
C. Sont constitués de myofibrilles striées ☐ ☑
D. Sont entourés par le périmysium ☐ ☐
E. Sont entourés par l'endomysium ☐ ☑

44. Les muscles striés peuvent s'insérer sur :

A. Les os ☐ ☑
B. Les cloisons intermusculaires ☐ ☑
C. Les arcades fibreuses ☐ ☑
D. Les muqueuses ☐ ☑
E. Le cartilage hyalin ☐ ☐

45. Les fibres musculaires de type I :

A. Sont des fibres infatigables ☐ ☑
B. Sont des fibres anaérobies ☐ ☑
C. Sont majoritaires dans les muscles responsables de la posture ☐ ☑
D. Sont à contraction rapide ☐ ☐
E. Permettent une contraction puissante mais limitée dans le temps ☐ ☐

45. Les enveloppes fibreuses qui entourent un muscle ou un groupe de muscles sont :

A. Des bourses synoviales ☐ ☐
B. Des fascias ☐ ☑
C. Des cloisons intermusculaires ☐ ☐
D. Des gaines fibreuses ☐ ☐
E. Des gaines synoviales ☐ ☐

46. Les loges musculaires sont limitées par :

A. Les fascias ☐ ☑
B. Les bourses synoviales ☐ ☐
C. Les septums intermusculaires ☐ ☑
D. Les os ☐ ☑
E. Les membranes interosseuses ☐ ☑

47. Les artères des muscles striés :

- ☐ ☐ **A.** Vascularisent essentiellement le tendon musculaire
- ☑ ☐ **B.** Sont nombreuses
- ☑ ☐ **C.** Pénètrent les muscles fonctionnellement importants par un point constant
- ☑ ☐ **D.** Se divisent dans le muscle en capillaires parallèles aux fibres musculaires
- ☑ ☐ **E.** Proviennent des troncs artériels voisins

48. Les muscles lisses :

- ☑ ☐ **A.** Appartiennent à la vie de relation
- ☐ ☐ **B.** Ont une contraction volontaire
- ☐ ☐ **C.** Sont rouges
- ☑ ☐ **D.** Sont innervés par des fibres amyéliniques
- ☑ ☐ **E.** Sont formés de cellules musculaires plus petites que celles des muscles striés

49. Une contraction isométrique :

- ☑ ☐ **A.** Est une contraction statique
- ☐ ☐ **B.** Est une contraction dynamique
- ☐ ☐ **C.** Est une contraction isotonique
- ☐ ☐ **D.** Entraîne un raccourcissement musculaire
- ☐ ☐ **E.** Entraîne un mouvement articulaire

7.
Membres

Planches muettes

Donner un titre et légender les figures suivantes.

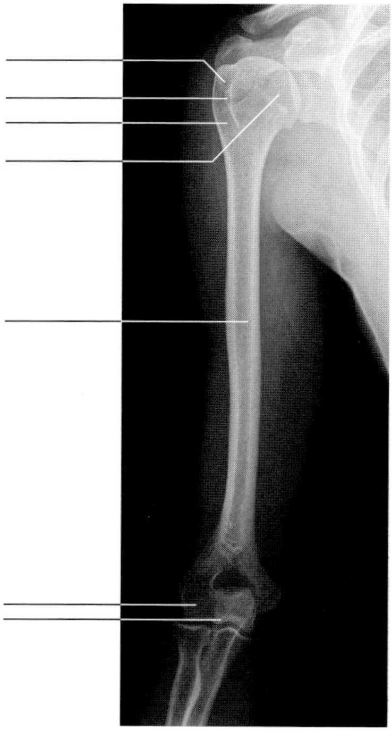

Fig. 18.

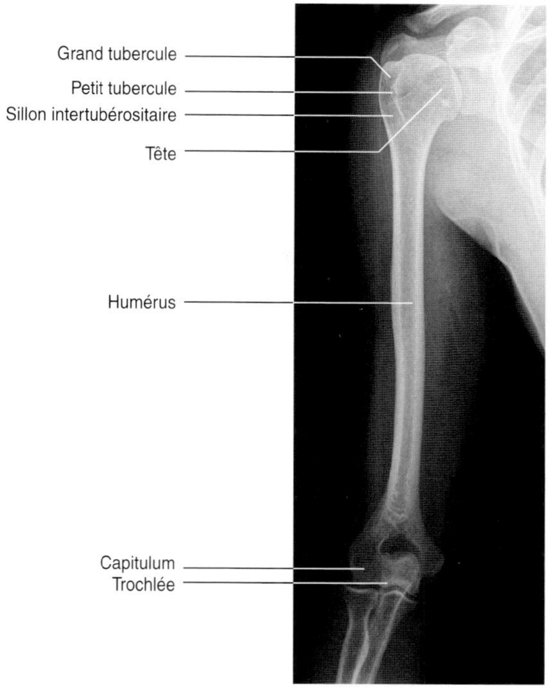

Fig. 18. *Radiographie de l'humérus droit de face.*

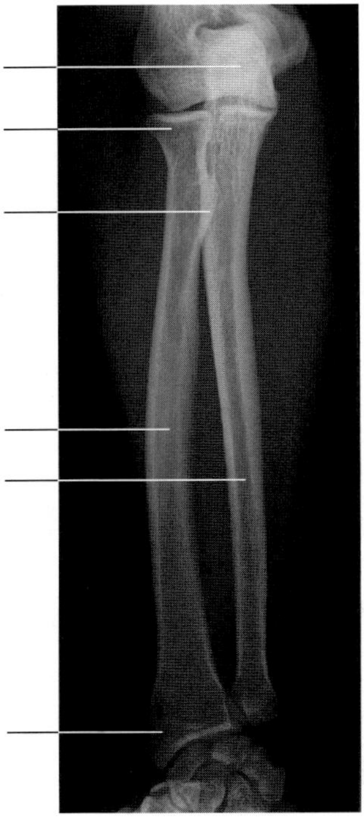

Fig. 19.

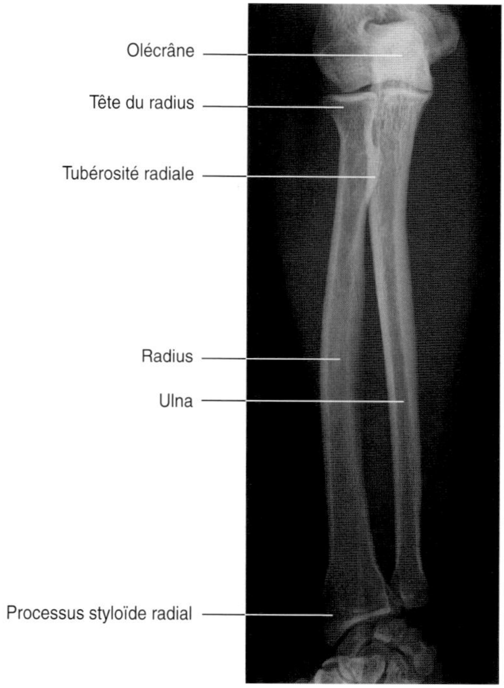

Fig. 19. Radiographie de l'avant-bras droit de face.

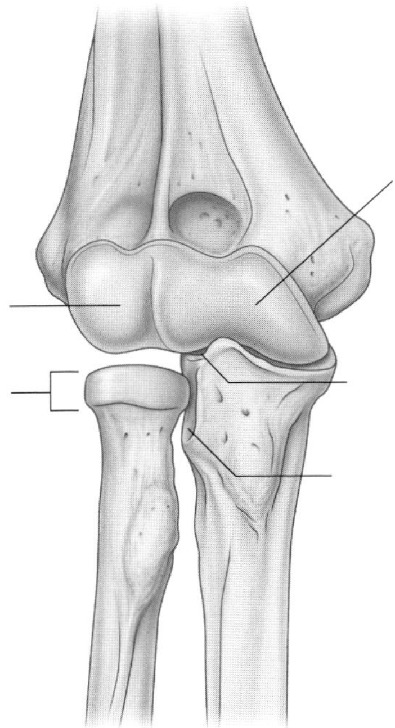

Fig. 20.

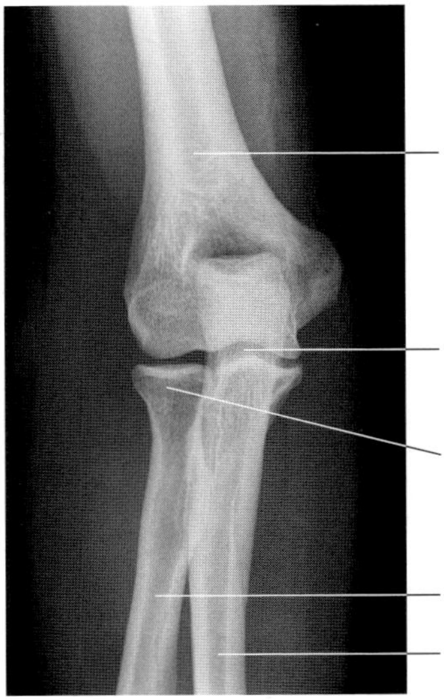

Fig. 21.

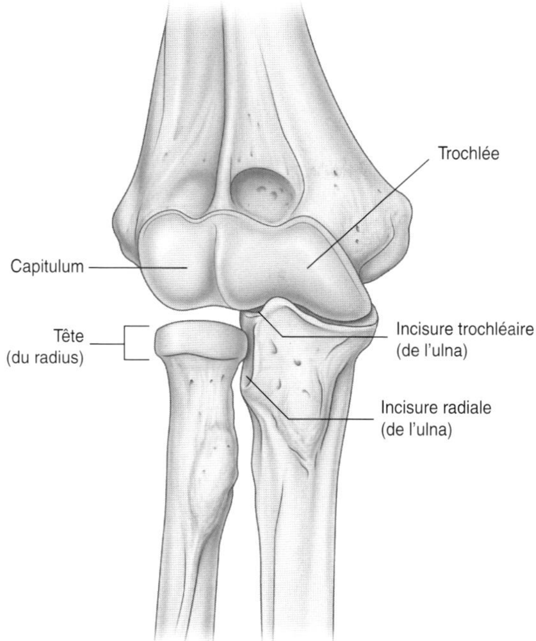

Fig. 20. *Os et faces articulaires du coude.*

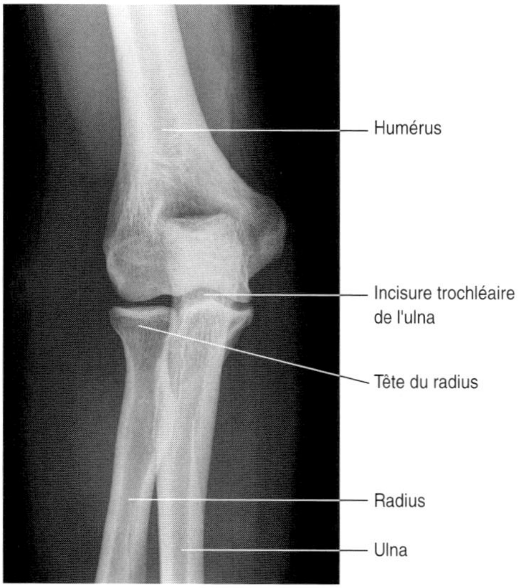

Fig. 21. *Radiographie du coude droit de face.*

QCM

51. Le scaphoïde s'articule avec tous les os suivants, sauf un, lequel ?

- **A.** Le radius ☐ ☐
- **B.** Le trapèze ☐ ☐
- **C.** Le trapézoïde ☐ ☐
- **D.** Le lunatum ☐ ☐
- **E.** Le pisiforme ☐ 51.1 ☑

52. Le capitatum s'articule avec tous les os suivants, sauf un, lequel ?

- **A.** Le scaphoïde, latéralement ☐ ☐
- **B.** Le trapézoïde, latéralement ☐ ☐
- **C.** Le pisiforme, en haut ☐ ☑
- **D.** Le troisième métacarpien, en bas ☐ ☐
- **E.** L'hamatum, médialement ☐ 52.1 ☐

53. Concernant l'articulation scapulo-humérale : toutes les propositions suivantes sont exactes, sauf une, laquelle ?

- **A.** La tête humérale est limitée par une rainure circulaire qui forme le col chirurgical ☐ ☑
- **B.** La cavité glénoïdale est surmontée par le tubercule supraglénoïdal ☐ ☐
- **C.** Le tendon du chef long du muscle biceps brachial s'insère en partie sur le tubercule supraglénoïdal ☐ ☐
- **D.** Le labrum glénoïdal est un anneau cartilagineux destiné à agrandir la cavité glénoïdale ☐ ☐
- **E.** L'axe de la tête humérale est orienté en haut, en arrière et médialement ☐ ☐

54. Concernant l'articulation du coude : toutes les propositions suivantes sont exactes, sauf une, laquelle ?

- **A.** L'articulation huméro-ulnaire est un ginglyme ☐ ☐
- **B.** L'articulation radio-ulnaire proximale est une trochoïde ☐ ☐
- **C.** L'articulation huméro-radiale est une articulation sphéroïde ☐ ☐
- **D.** Le ligament annulaire du radius s'insère sur le col du radius ☐ ☑
- **E.** L'épicondyle médial est situé au-dessus et en dedans de la trochlée ☐ 54.1 ☐

51.1. C'est avec le capitatum que le scaphoïde s'articule par sa face médiale.
52.1. Le capitatum s'articule en haut avec le lunatum.
54.1. Il s'insère uniquement sur le bord antérieur et le bord postérieur de l'incisure radiale de l'ulna.

55. Le muscle biceps brachial répond à toutes les propositions sauf une, laquelle ?

- ☐ ☐ **A.** Le chef court s'insère sur le sommet du processus coracoïde
- ☐ ☐ **B.** Le chef long s'insère sur le tubercule supraglénoïdal
- ☐ ☐ **C.** Le tendon terminal s'insère sur la tubérosité du radius
- ☑ ☐ **D.** L'innervation est assurée par le nerf médian
- ☐ 55.1 ☐ **E.** C'est un muscle fléchisseur de l'avant-bras

56. Parmi les propositions concernant l'épiphyse proximale du fémur, laquelle est inexacte ?

- ☑ ☐ **A.** La tête fémorale représente les deux tiers d'une sphère de 40 à 50 mm de diamètre
- ☐ ☐ **B.** La tête fémorale donne insertion à un ligament
- ☐ ☐ **C.** Le col du fémur sépare la tête et les deux trochanters
- ☐ ☐ **D.** Le col du fémur fait avec l'axe de la diaphyse un angle de 125° d'inclinaison
- ☐ ☐ **E.** Le col du fémur fait avec le plan frontal un angle de déclinaison de 15° environ

57. Parmi les propositions suivantes concernant le tibia, laquelle est inexacte ?

- ☐ ☐ **A.** La face médiale de la diaphyse est sous-cutanée
- ☐ ☐ **B.** L'épiphyse proximale est constituée de deux condyles
- ☐ ☐ **C.** Les surfaces glénoïdales sont articulaires avec les condyles fémoraux
- ☑ ☐ **D.** L'épiphyse distale se continue avec la malléole latérale
- ☐ ☐ **E.** La face inférieure de l'épiphyse distale s'articule avec le talus

58. Concernant l'articulation coxofémorale, quelle est la proposition inexacte ?

- ☐ ☐ **A.** C'est une articulation de type sphéroïde
- ☐ ☐ **B.** Le labrum acétabulaire s'insère sur le limbus acétabulaire
- ☑ ☐ **C.** La tête fémorale regarde en haut, en dedans et en arrière
- ☐ ☐ **D.** La capsule est renforcée par un ligament iliofémoral
- ☐ ☐ **E.** La capsule est tendue entre le limbus acétabulaire et la base du col fémoral

55.1. Le muscle biceps brachial est innervé par le nerf musculocutané.

59. Concernant les muscles de la cuisse, une proposition est inexacte, laquelle ?

- **A.** Le sartorius appartient au groupe antérieur ☐ ☐
- **B.** Le muscle gracile appartient au groupe médial ☐ ☐
- **C.** Le muscle long adducteur est innervé par le nerf obturateur ☐ ☐
- **D.** Les muscles ischiojambiers appartiennent au groupe postérieur ☐ ☐
- **E.** Les muscles ischiojambiers sont innervés par le nerf fémoral ☐ ☑

60. Concernant l'articulation du genou, une proposition est inexacte, laquelle ?

- **A.** Les ménisques augmentent la congruence entre les condyles fémoraux et les surfaces glénoïdales tibiales ☐ ☐
- **B.** La patella s'articule avec le tibia ☐ ☑
- **C.** Le ménisque médial a la forme d'un « C » très ouvert ☐ ☐
- **D.** Les coques condylaires sont un épaississement postérieur de la capsule articulaire ☐ ☐
- **E.** Les ligaments croisés forment le groupe central des ligaments du genou ☐ ☐

8.
Tronc

◗ Planches muettes

Donner un titre et légender les figures suivantes.

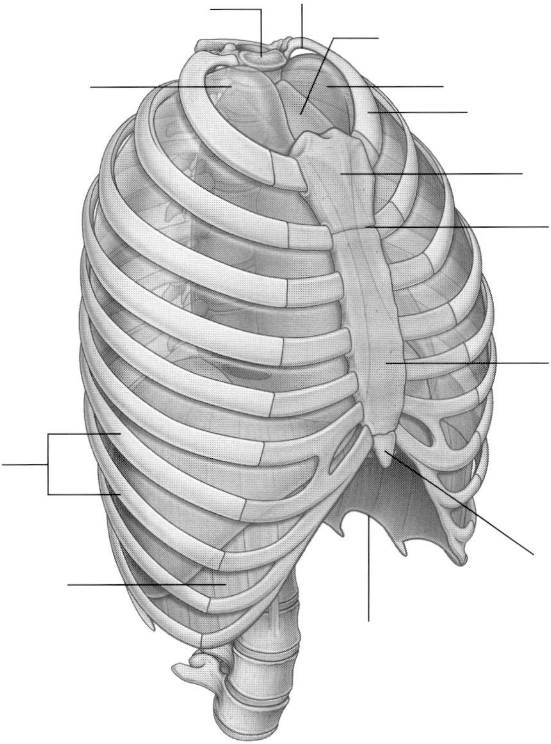

Fig. 22.

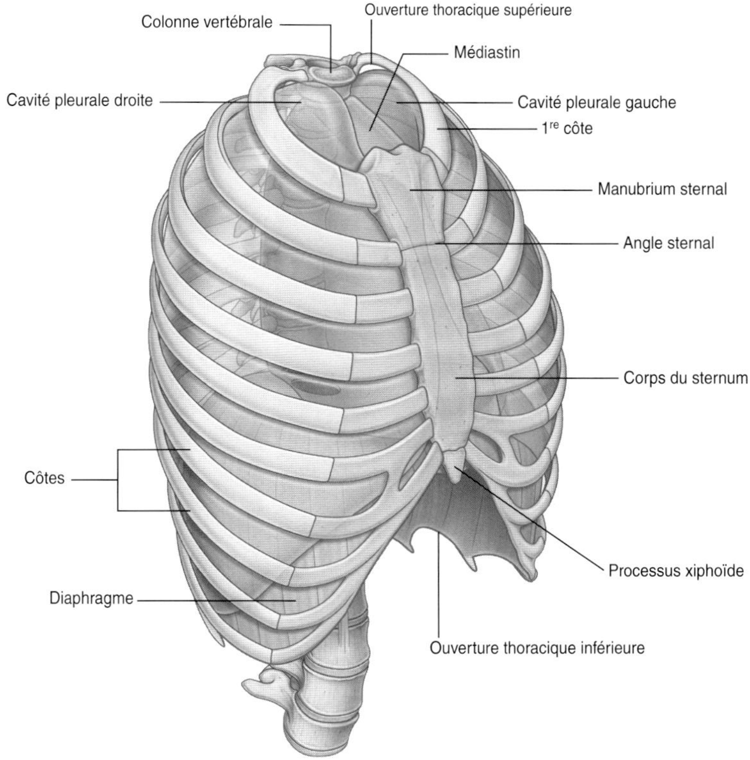

Fig. 22. *Paroi et cavité thoracique.*

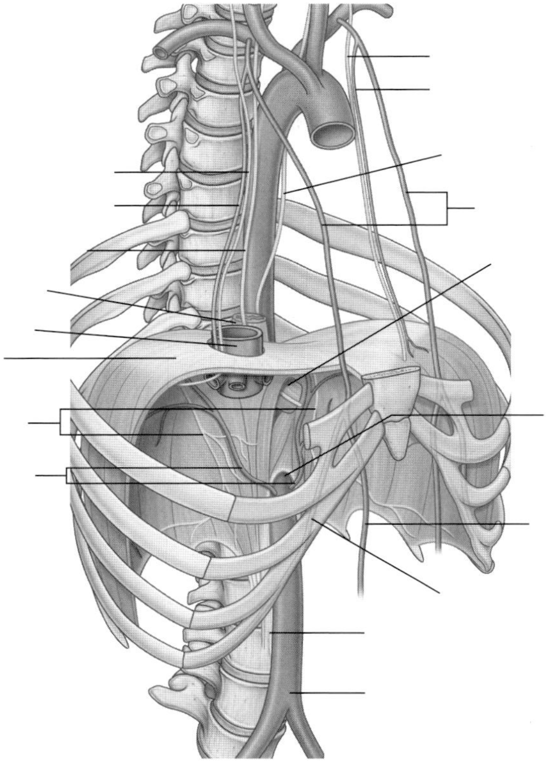

Fig. 23.

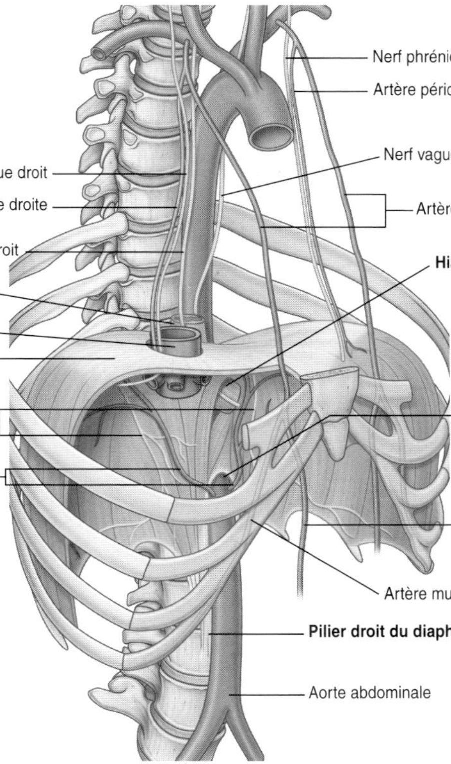

Fig. 23. Diaphragme.

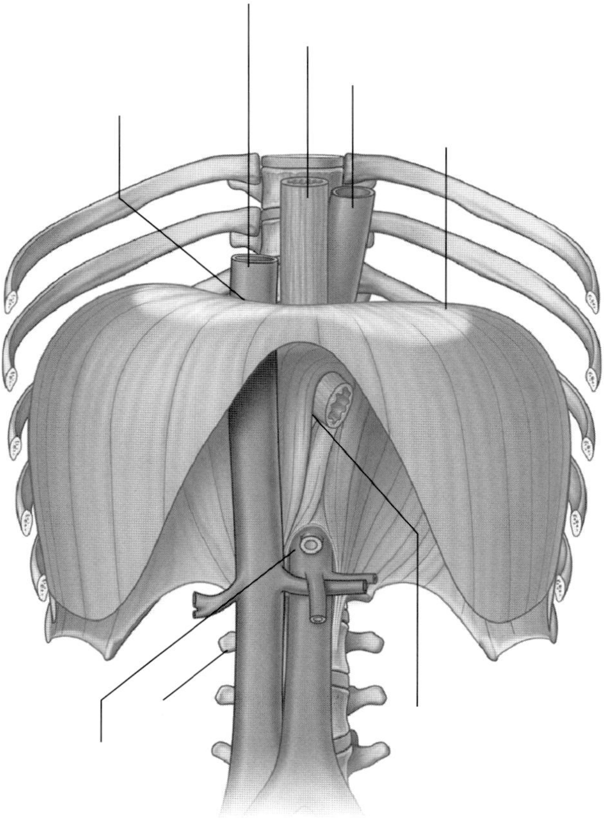

Fig. 24.

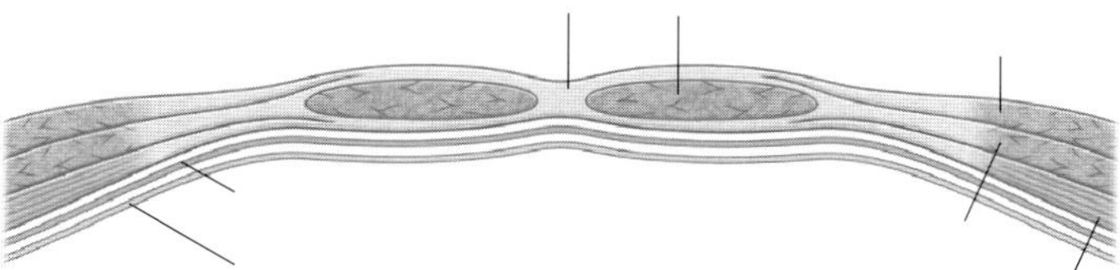

Fig. 25.

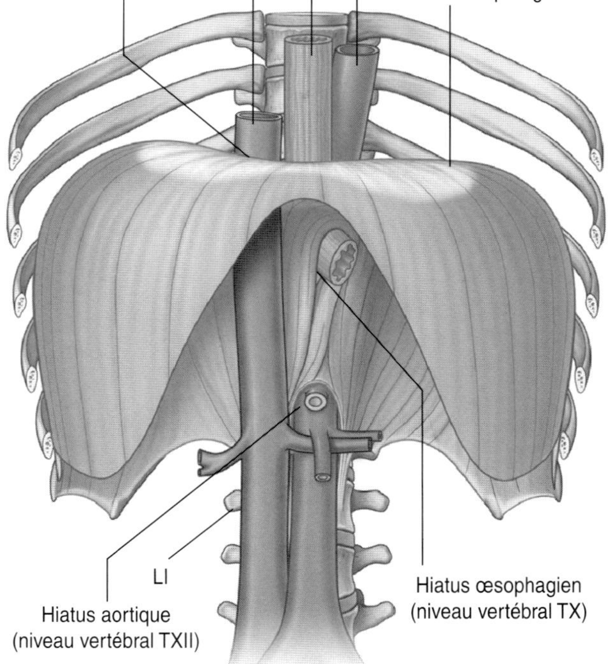

Fig. 24. Principales structures passant de l'abdomen au thorax.

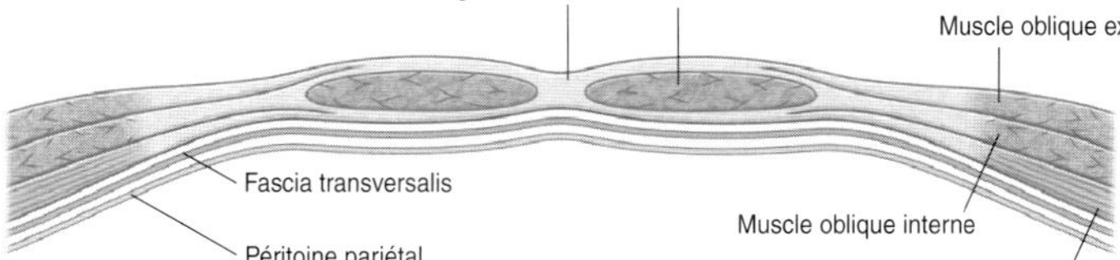

Fig. 25. Organisation de la gaine des muscles droits. Coupe transversale passant par les trois quarts supérieurs de la gaine des droits.

QCM

61. Concernant le diaphragme : quelle est, parmi les propositions suivantes, celle qui est inexacte ?

A. Il peut être considéré comme un ensemble de muscles digastriques à ventres opposés dont les tendons intermédiaires forment le centre tendineux ☐ ☐
B. Les artères principales du diaphragme sont les artères phréniques ☐ ☐
C. L'hiatus aortique se situe en regard de la vertèbre T12 ☐ ☐
D. Les nerfs phréniques proviennent des deux côtés de la branche postérieure du cinquième nerf spinal cervical ☐ ☑
E. La veine cave inférieure traverse le diaphragme au niveau du tendon central ☐ 61.1 ☐

62. La crête iliaque donne insertion à tous les muscles suivants, sauf un, lequel ?

A. Le muscle oblique externe de l'abdomen ☐ ☐
B. Le muscle oblique interne de l'abdomen ☐ ☐
C. Le muscle transverse de l'abdomen ☐ ☐
D. Le muscle droit de l'abdomen ☐ ☑
E. Le muscle carré des lombes ☐ 62.1 ☐

63. Concernant le muscle élévateur de l'anus : quelles sont, parmi les propositions suivantes, celles qui sont exactes ?

A. Le faisceau iliococcygien s'insère sur le fascia du muscle obturateur interne ☐ ☑
B. Le ligament anococcygien est formé en partie par l'entrecroisement des faisceaux sphinctériens du muscle élévateur de l'anus ☐ ☑
C. Le faisceau iliococcygien borde le hiatus urogénital ☐ ☐
D. Il ferme en bas l'excavation pelvienne ☐ ☑
E. Les fibres terminales de la partie élévatrice s'insinuent entre les différentes couches du sphincter externe de l'anus ☐ 63.1 ☑

64. Concernant le petit bassin osseux, quelle est la proposition inexacte ?

A. Le promontoire est la saillie de la première pièce sacrale ☐ ☐
B. L'épine ischiatique sépare la grande et la petite échancrure sciatique ☐ ☐
C. Les branches ischiopubiennes appartiennent au détroit inférieur ☐ ☐
D. Le ligament sacrotubéreux est situé derrière le ligament sacro-épineux ☐ ☐
E. La membrane obturatrice ferme complètement le foramen obturé ☐ 64.1 ☑

61.1. Les nerfs phréniques proviennent de la branche antérieure du 4e nerf cervical.
62.1. Le tendon du muscle droit se termine sur le pubis.
63.1. La partie médiale du muscle élévateur de l'anus est le pubococcygien.
64.1. La membrane obturatrice laisse un orifice pour le canal obturateur.

65. Concernant la vascularisation du tronc, quelle proposition est inexacte ?

☑ ☐ **A.** L'artère pudendale naît de l'artère iliaque externe
☐ ☐ **B.** La veine azygos traverse le diaphragme
☐ ☐ **C.** Les artères intercostales proviennent de l'aorte thoracique descendante
☐ ☐ **D.** Les derniers pédicules intercostaux vascularisent la paroi abdominale
☐ ☐ **E.** L'aorte thoracique descendante est située dans le médiastin postérieur

66. Concernant le médiastin, une proposition est inexacte, laquelle ?

☐ ☐ **A.** Il est situé entre les deux cavités pleuropulmonaires
☐ ☐ **B.** Il est situé entre la colonne thoracique en arrière et le sternum en avant
☐ ☐ **C.** Il communique avec le cou
☐ ☐ **D.** Il est divisé par le plan de la trachée
☑ ☐ **E.** Le médiastin postérieur contient le cœur et l'aorte

67. Concernant l'abdomen, laquelle de ces propositions est inexacte ?

☐ ☐ **A.** Le péritoine entoure l'estomac
☐ ☐ **B.** Le foie est un organe intrapéritonéal
☑ ☐ **C.** Les glandes surrénales sont situées dans la cavité péritonéale
☐ ☐ **D.** Les reins sont situés dans les fosses lombales
☐ ☐ **E.** La veine cave inférieure est située en arrière du péritoine

68. Concernant les parois du thorax, laquelle de ces propositions est inexacte ?

☑ ☐ **A.** Le sternum est formé de deux parties : le corps et le processus xiphoïde
☐ ☐ **B.** Une côte possède une tête, un col, une tubérosité et une lame antérieure
☐ ☐ **C.** Il y a sept vraies côtes
☐ ☐ **D.** Les côtes s'articulent avec le sternum par l'intermédiaire d'un cartilage
☐ ☐ **E.** Il existe douze vertèbres thoraciques

69. Concernant le petit bassin, une proposition est inexacte, laquelle ?

☐ ☐ **A.** Le périnée est le plancher musculaire du petit bassin
☐ ☐ **B.** La vessie est la structure la plus antérieure du pelvis
☐ ☐ **C.** Le canal anal constitue le rectum
☐ ☐ **D.** Les vésicules séminales sont situées entre la vessie et le rectum
☑ ☐ **E.** Le plexus iliaque innerve les viscères pelviens

9. Colonne vertébrale

Planches muettes

Donner un titre et légender les figures suivantes.

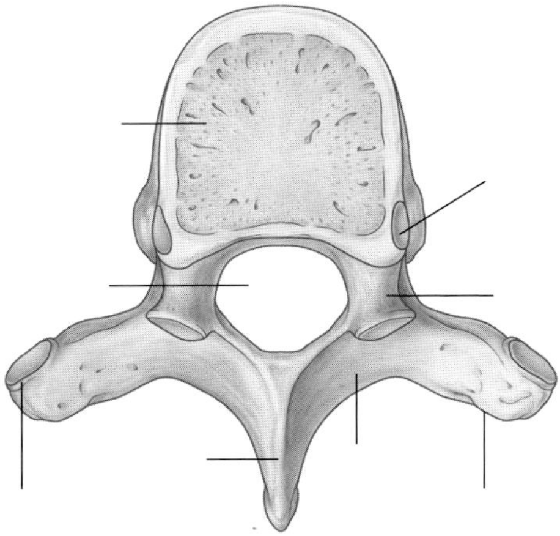

Fig. 26.

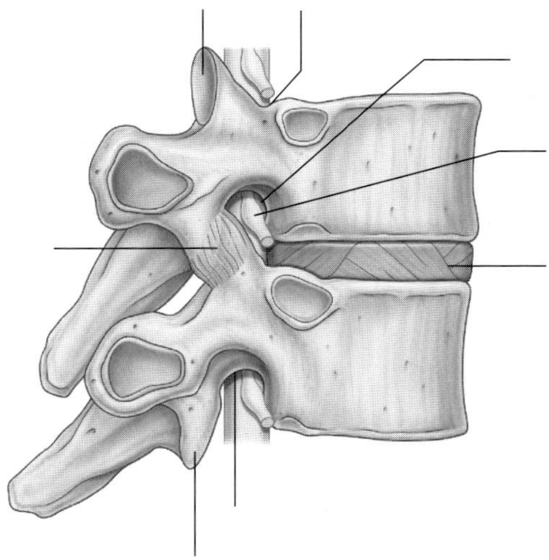

Fig. 27.

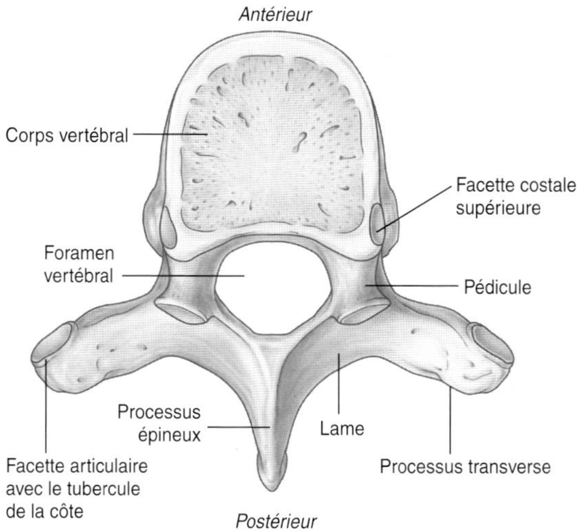

Fig. 26. Vertèbre thoracique modale. Vue supérieure.

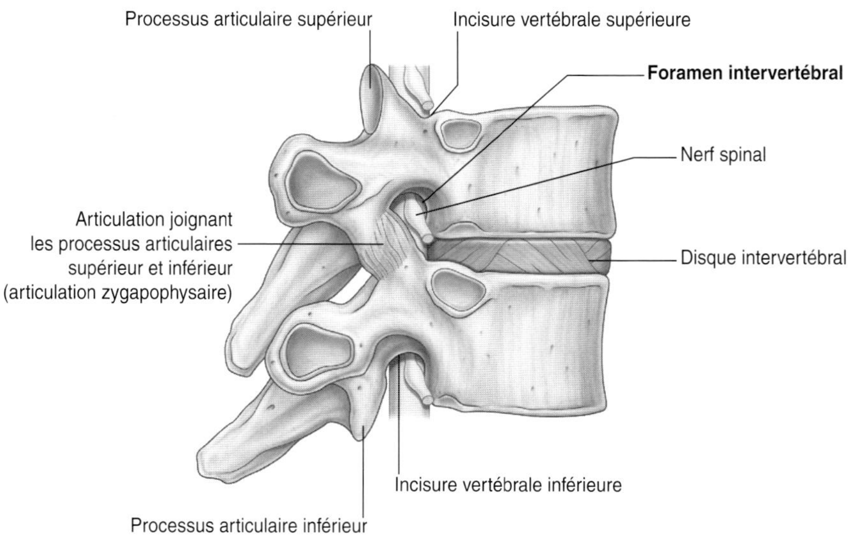

Fig. 27. Foramen intervertébral (niveau thoracique).

◗ QCM

70. Lesquels des éléments suivants appartiennent à l'arc vertébral ?

A. Le corps vertébral	☐	☐
B. Le pédicule	☐	☑
C. Le processus articulaire	☐	☐
D. La lame	☐	☑
E. Le processus épineux	☐	☐

71. Quels éléments sont contenus dans le canal vertébral ?

A. La moelle spinale jusqu'en regard de la vertèbre LII	☐	☑
B. La dure-mère jusqu'en regard de la deuxième pièce sacrale	☐	☑
C. Des plexus veineux vertébraux	☐	☑
D. Des artères	☐	☑
E. De la graisse	☐	☑

72. Quelles sont les caractéristiques des vertèbres cervicales ?

A. La première vertèbre cervicale se dénomme l'axis	☐	☐
B. Le corps est rectangulaire	☐	☑
C. Le processus transverse comporte un foramen	☐	☑
D. Elles présentent une courbure concave en avant	☐	☐
E. Le processus épineux est bituberculé	☐	☑

73. Quelles sont les caractéristiques des vertèbres thoraciques ?

A. Le corps vertébral est arrondi	☐	☑
B. Le canal vertébral est cylindrique	☐	☑
C. Le foramen intervertébral laisse passer les racines spinales thoraciques	☐	☐
D. Le sommet de la courbure thoracique est la vertèbre TVI	☐	☑
E. Le processus transverse est dirigé en avant	☐	☐

74. Quelles sont les caractéristiques des vertèbres lombales ?

A. Le corps vertébral est plus volumineux qu'au niveau thoracique	☐	☑
B. Les processus articulaires sont des articulations planes	☐	☐
C. Les processus transverses sont qualifiés de costiformes	☐	☑
D. Les disques intervertébraux peuvent donner lieu à des hernies discales	☐	☑
E. Les racines spinales naissent en regard du foramen intervertébral correspondant	☐	☐

10.
Système nerveux central

◗ Planches muettes

Donner un titre et légender les figures suivantes.

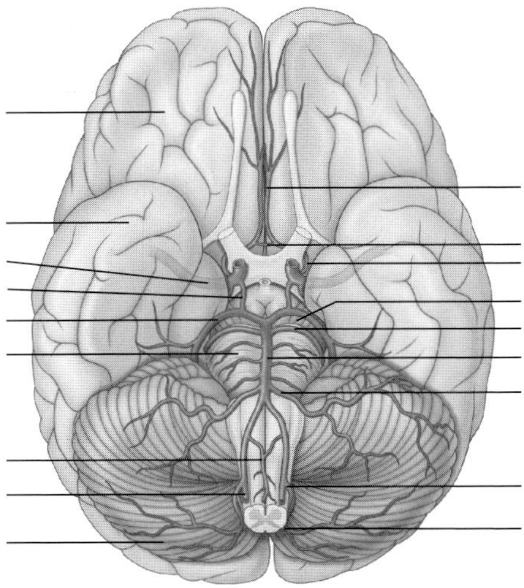

Fig. 28.

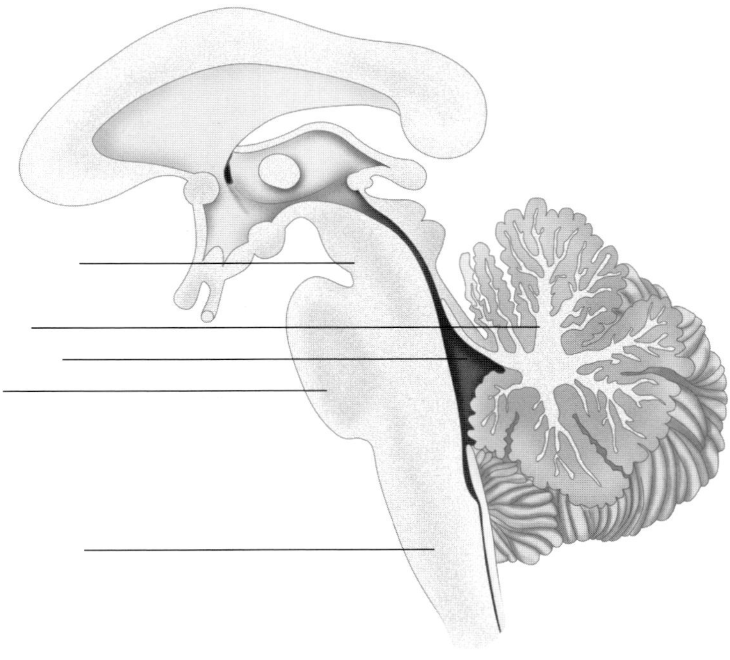

Fig. 29.

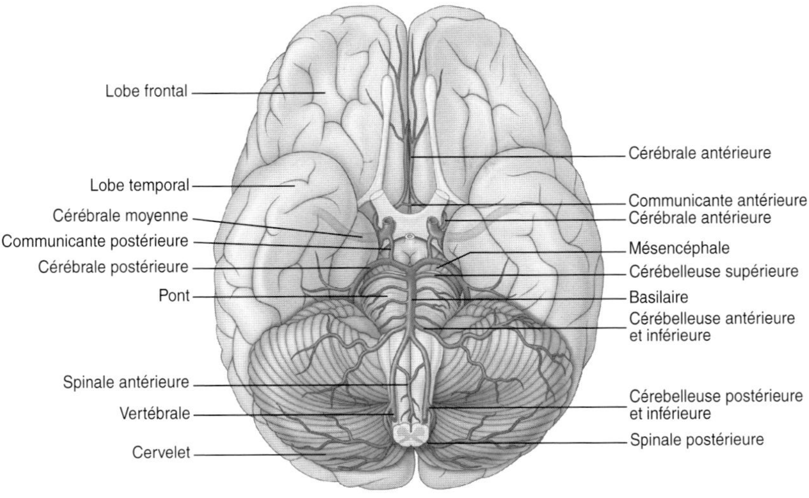

Fig. 28. *Artères de la base du cerveau.*

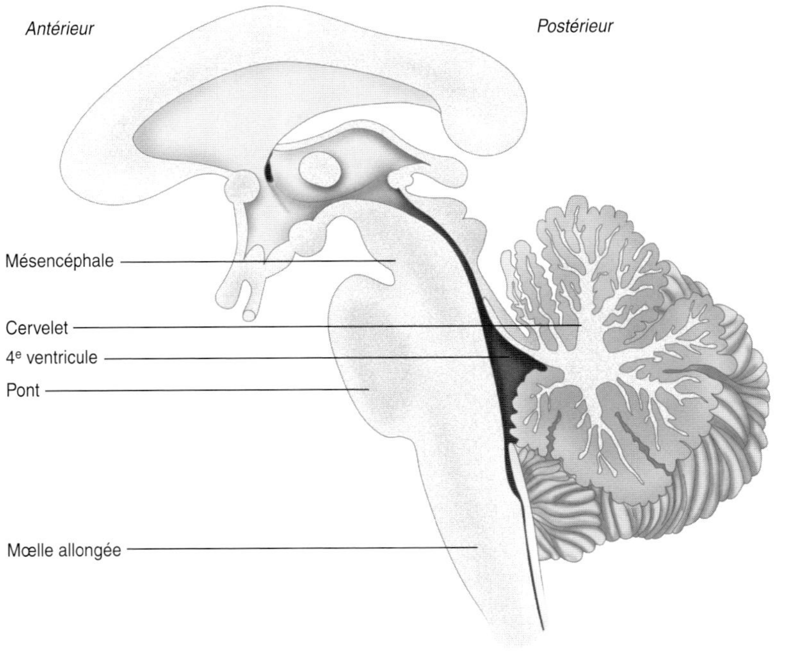

Fig. 29. *Cervelet. Vue sagittale.*

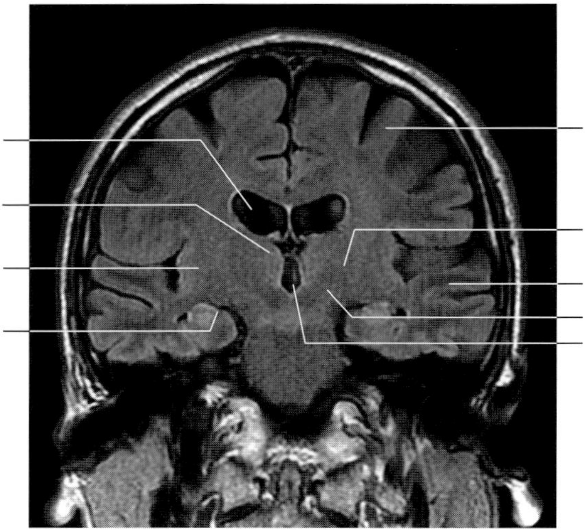

Fig. 30.

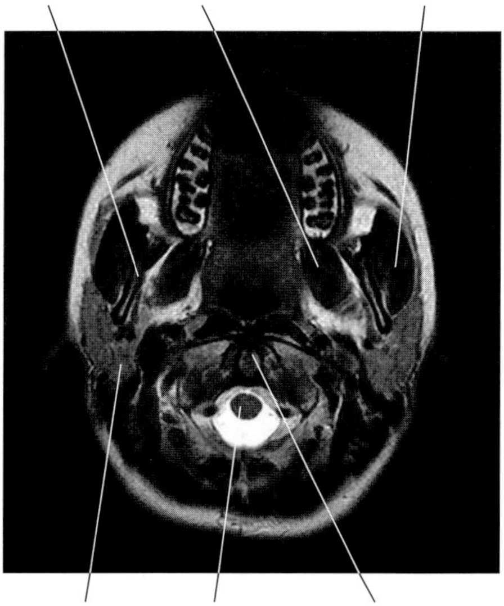

Fig. 31A.

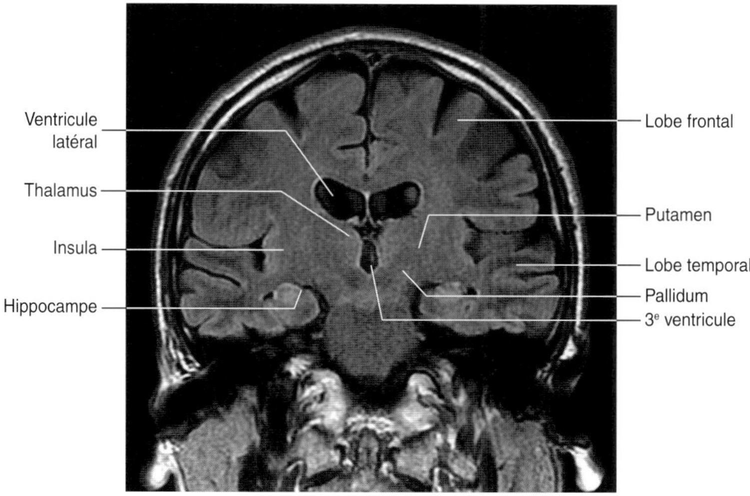

Fig. 30. *Coupe du cerveau en IRM dans le plan frontal.*

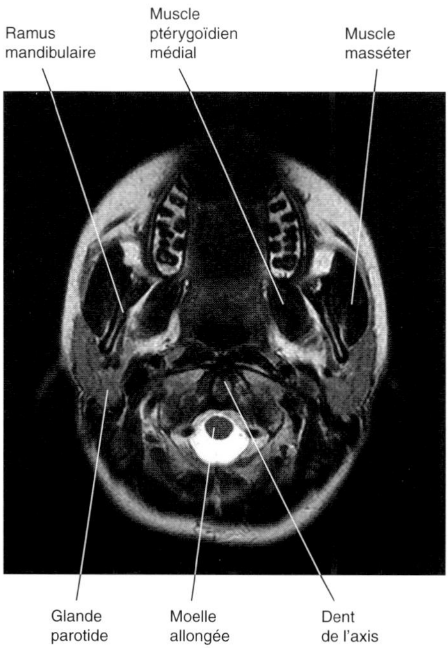

Fig. 31A.

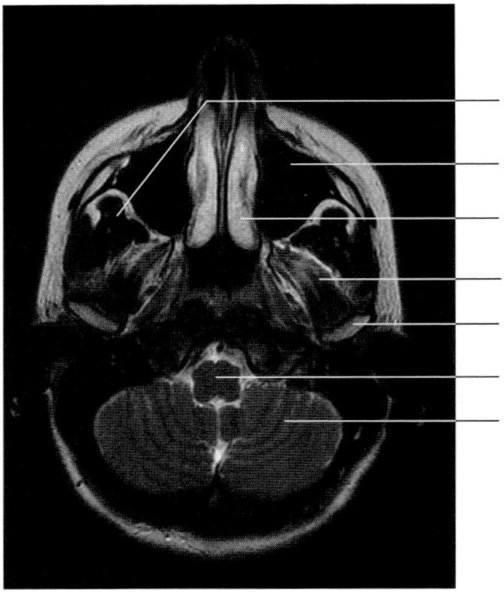

Fig. 31B.

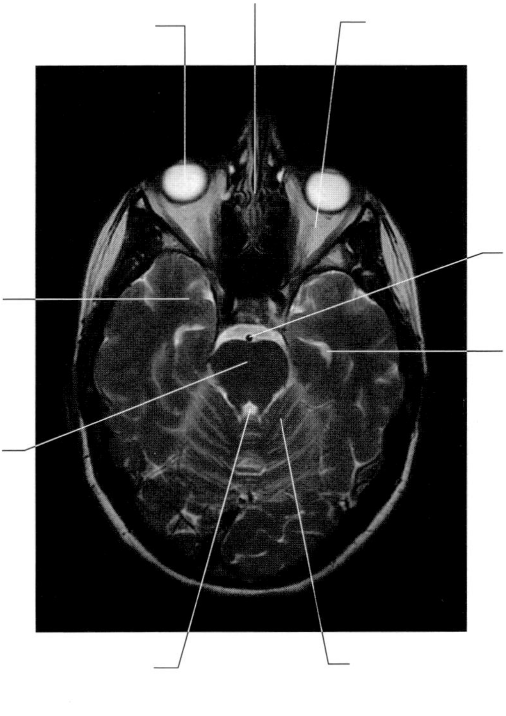

Fig. 31C.

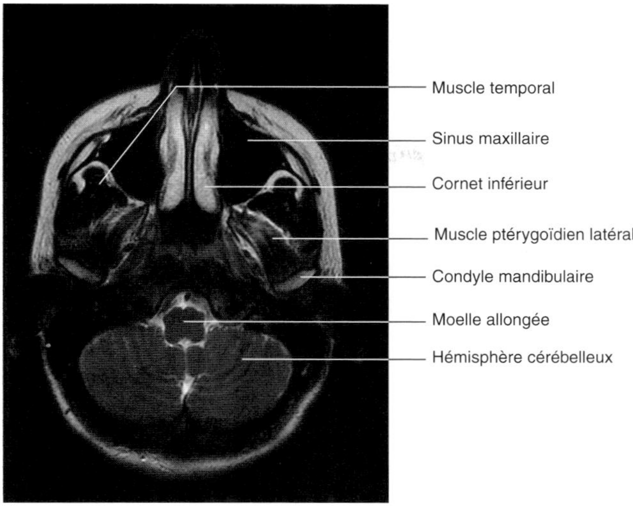

Fig. 31B.

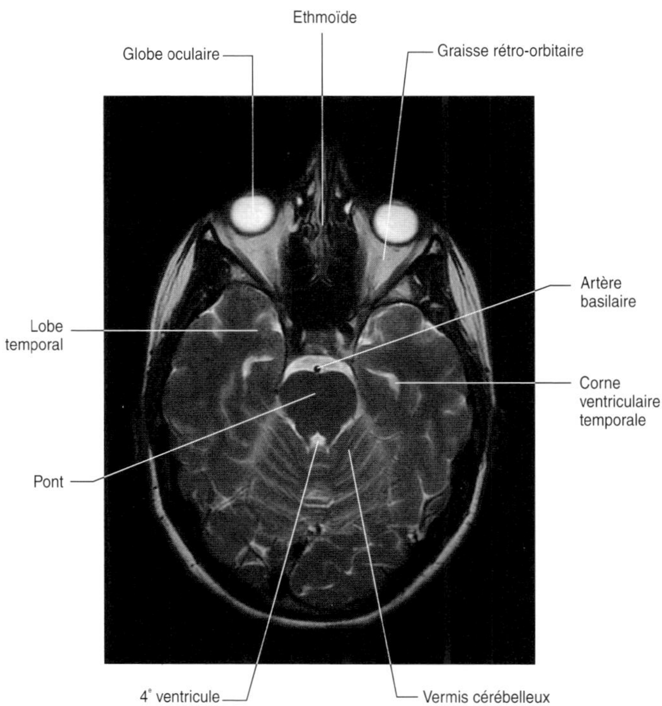

Fig. 31C.

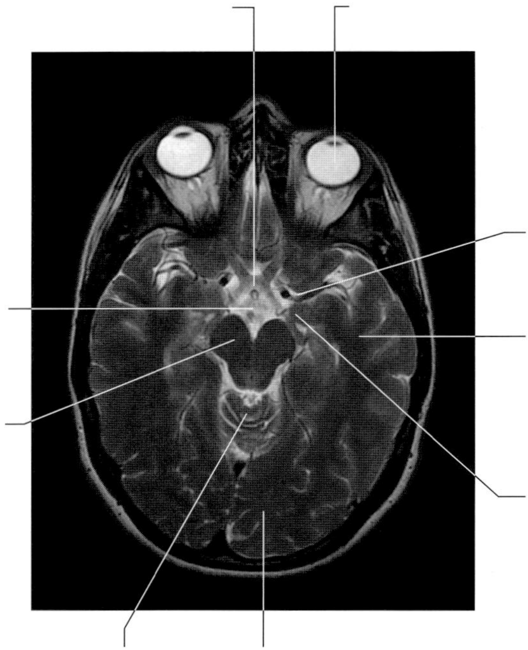

Fig. 31D.

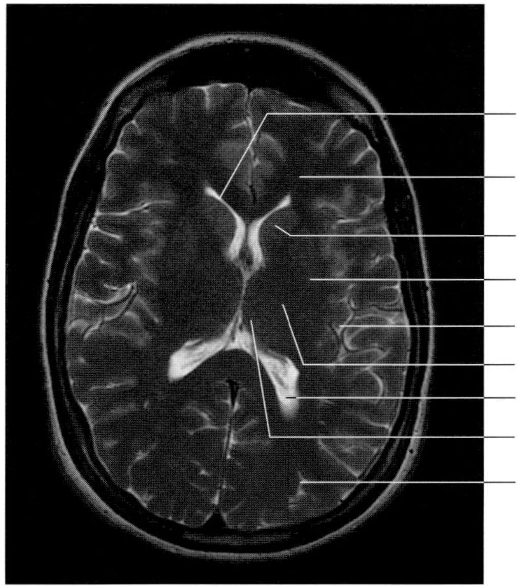

Fig. 31E.

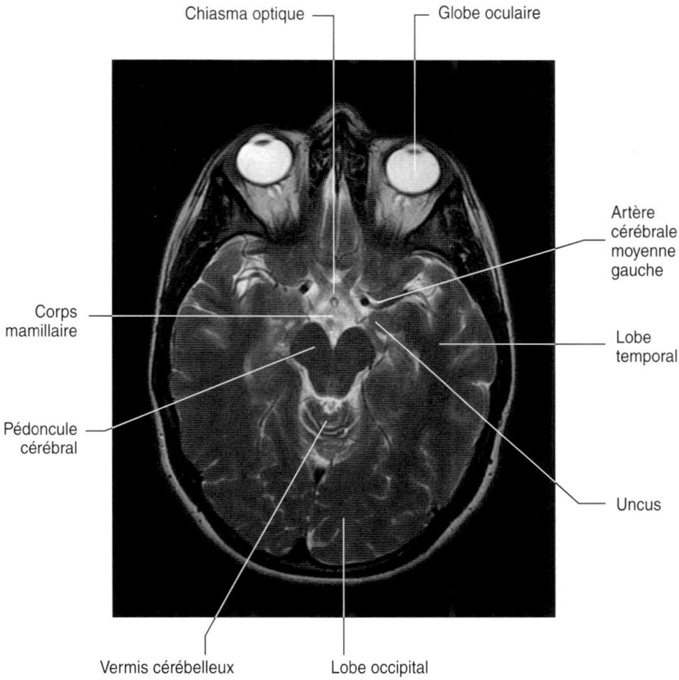

Fig. 31D.

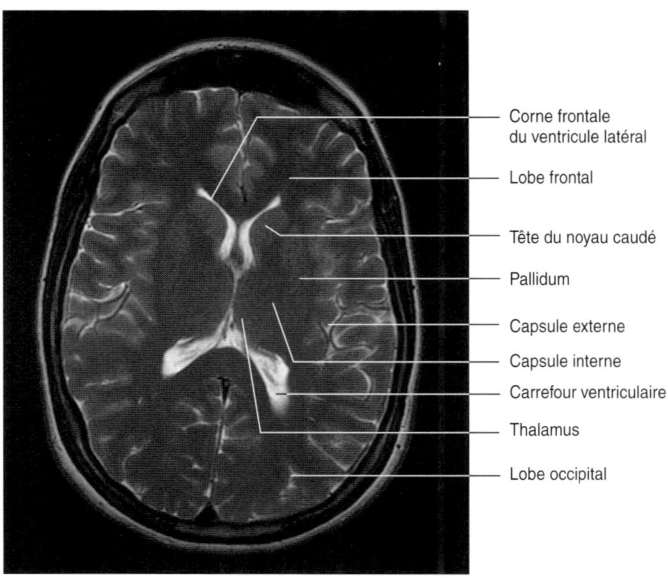

Fig. 31E.

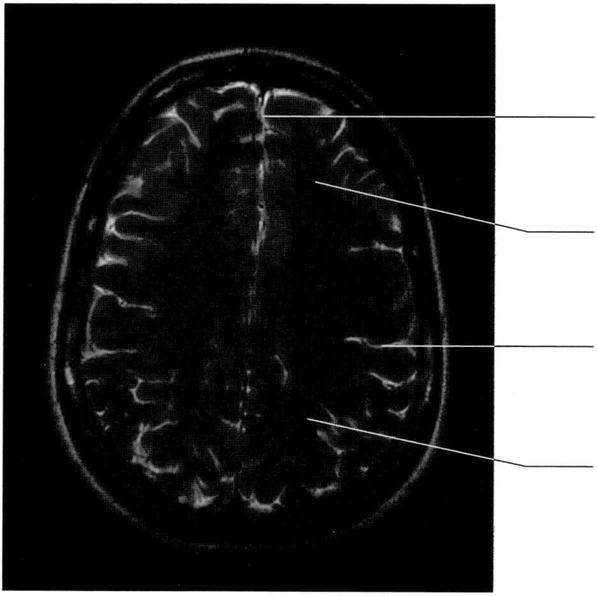

Fig. 31F.

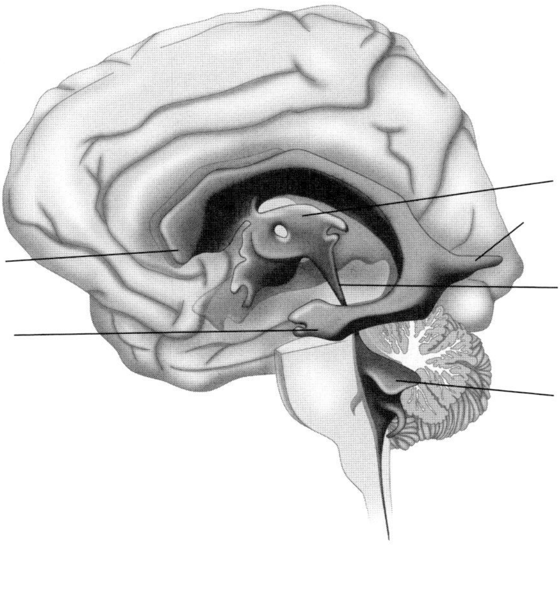

Fig. 32.

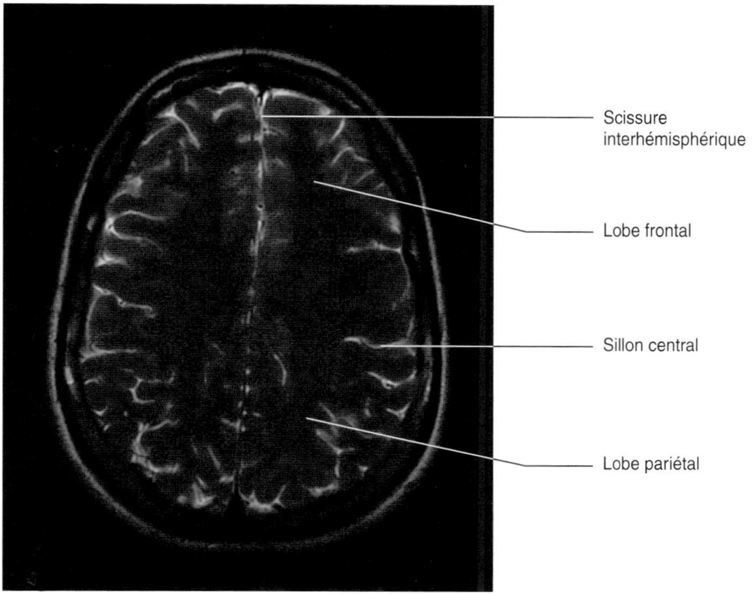

Fig. 31A à F. *IRM du cerveau, série de coupes axiales T2.*

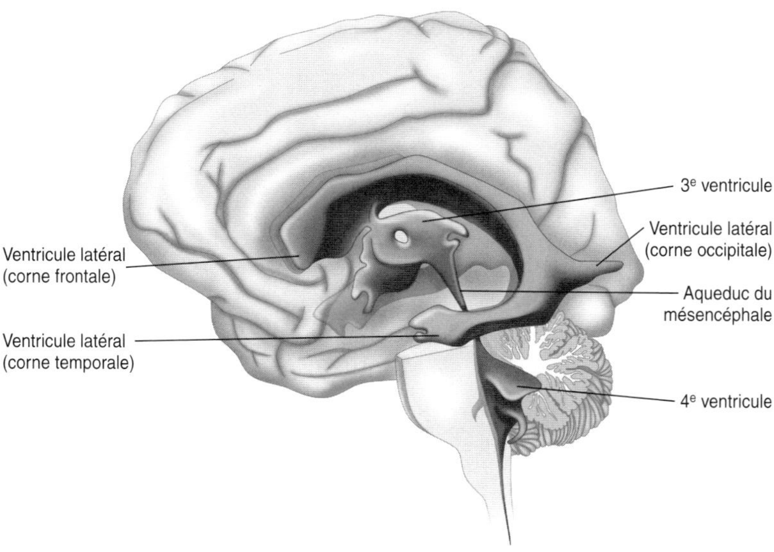

Fig. 32. *Cavités. Vue sagittale.*

QCM

Plusieurs réponses possibles.

75. Concernant les méninges :

- **A.** La dure-mère, membrane épaisse et résistante, est moulée sur le canal vertébral et la boîte crânienne ☐ ☑
- **B.** L'espace entre la dure-mère et l'arachnoïde est l'espace extradural ☐ ☐
- **C.** Les villosités arachnoïdiennes sécrètent le liquide cérébrospinal ☐ ☐
- **D.** Les toiles choroïdiennes supérieure et inférieure correspondent à un repli de pie-mère ☐ ☑
- **E.** La dure-mère crânienne est vascularisée par les rameaux des artères méningées ☐ ☑

76. Concernant la moelle spinale :

- **A.** Les racines antérieures des nerfs spinaux sont sensitives ☐ ☐
- **B.** Le renflement cervical correspond au segment médullaire C5 à T1 ☐ ☑
- **C.** La substance grise est centrale et la substance blanche est périphérique ☐ ☑
- **D.** La corne ventrale est organisée en six lames numérotées d'I à VI ☐ ☐
- **E.** La colonne médiale de la corne ventrale innerve les muscles axiaux ☐ ☑

77. Concernant la moelle spinale :

- **A.** Les racines des nerfs spinaux émergent des sillons collatéraux antérieur et postérieur ☐ ☑
- **B.** Le renflement lombal correspond au segment médullaire T10 à L5 ☐ ☑
- **C.** La moelle spinale se termine généralement en regard des vertèbres LIII-LIV ☐ ☐
- **D.** Le filum terminale atteint le cul-de-sac dural ☐ ☑
- **E.** La substance intermédiaire centrale est formée d'interneurones ☐ ☑

78. Concernant le cervelet :

- **A.** Il est situé dans la fosse crânienne postérieure ☐ ☑
- **B.** Il est séparé de la moelle allongée par le troisième ventricule ☐ ☐
- **C.** Il est vascularisé par les artères cérébrales moyennes ☐ ☐
- **D.** Le pédoncule cérébelleux moyen unit le mésencéphale au cervelet ☐ ☐
- **E.** Le pédoncule cérébelleux inférieur unit la moelle allongée au cervelet ☐ ☑

79. Concernant le diencéphale :

☑ ☐ **A.** L'épithalamus est situé à l'étage supérieur et médial du diencéphale

☐ ☐ **B.** L'hypothalamus est un centre de relais et d'intégration de la plupart des afférences corticales, notamment somesthésiques et sensorielles

☑ ☐ **C.** Le thalamus est le noyau gris central le plus volumineux, constitué lui-même de différents noyaux

☐ ☐ **D.** Le quatrième ventricule appartient au diencéphale

☐ ☐ **E.** L'hypothalamus est relié à la glande pinéale par la tige pituitaire

80. Concernant le diencéphale :

☑ ☐ **A.** La glande pinéale est située à la face postérieure du troisième ventricule

☐ ☐ **B.** L'hypothalamus est situé à l'étage supérieur du diencéphale

☐ ☐ **C.** Le thalamus ne comprend que des noyaux spécifiques connectés au tronc cérébral

☐ ☐ **D.** Le diencéphale est vascularisé par les branches des artères communicante antérieure et cérébrale moyenne

☑ ☐ **E.** L'hypothalamus est un centre de contrôle des fonctions végétatives et endocriniennes

81. Concernant les noyaux gris centraux :

☑ ☐ **A.** Le noyau caudé s'enroule autour du thalamus

☐ ☐ **B.** Le noyau caudé forme avec le putamen le noyau lenticulaire

☐ ☐ **C.** Le putamen forme avec le pallidum le striatum

☑ ☐ **D.** Le putamen se situe entre la capsule externe en dehors et le pallidum en dedans

☑ ☐ **E.** Le pallidum se situe entre le putamen en dehors et la capsule interne en dedans

82. Concernant les hémisphères cérébraux :

☐ ☐ **A.** Le lobe frontal s'étend du pôle frontal au sillon frontal inférieur

☐ ☐ **B.** Le lobe temporal se situe au-dessus du sillon latéral

☑ ☐ **C.** Le lobe pariétal se situe en arrière du sillon central

☐ ☐ **D.** Le lobe occipital supporte la fonction auditive

☑ ☐ **E.** L'insula est enfouie sous la scissure latérale

11. Système nerveux périphérique

Planches muettes

Donner un titre et légender les figures suivantes.

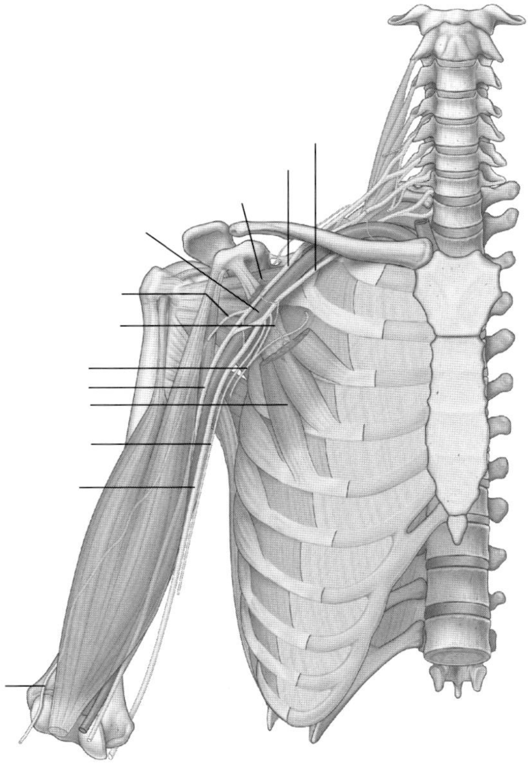

Fig. 33.

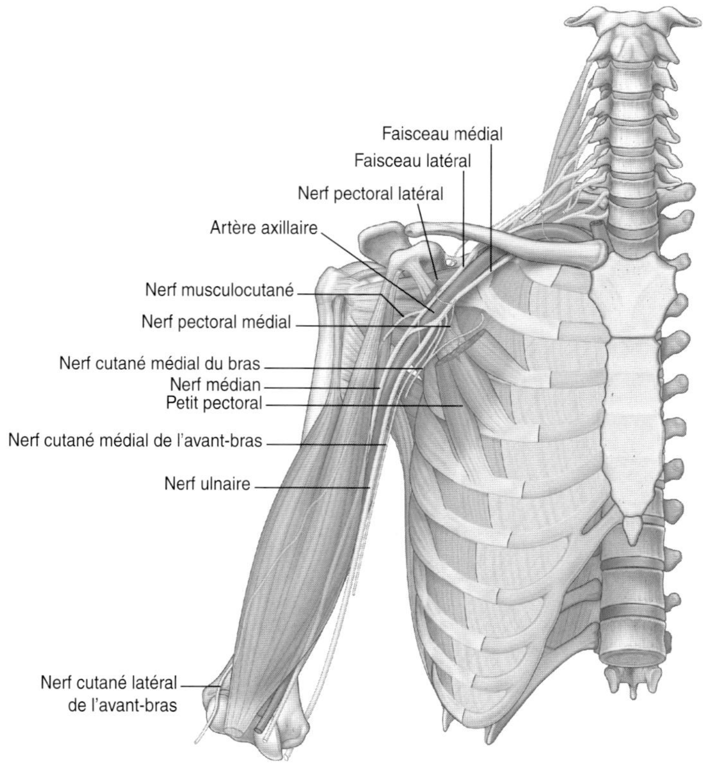

Fig. 33. *Branche des faisceaux latéral et médial du plexus brachial.*

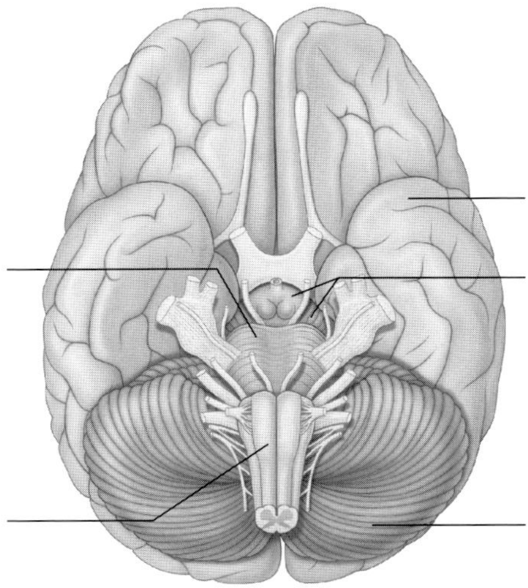

Fig. 34.

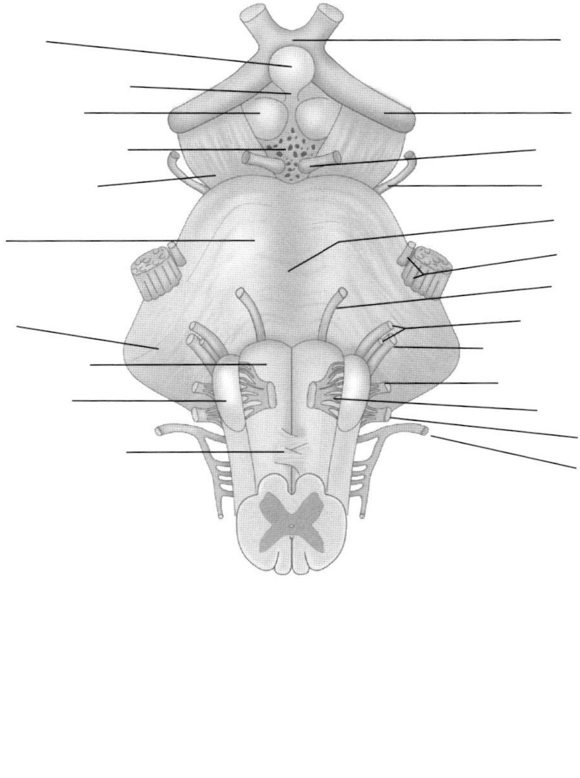

Fig. 35.

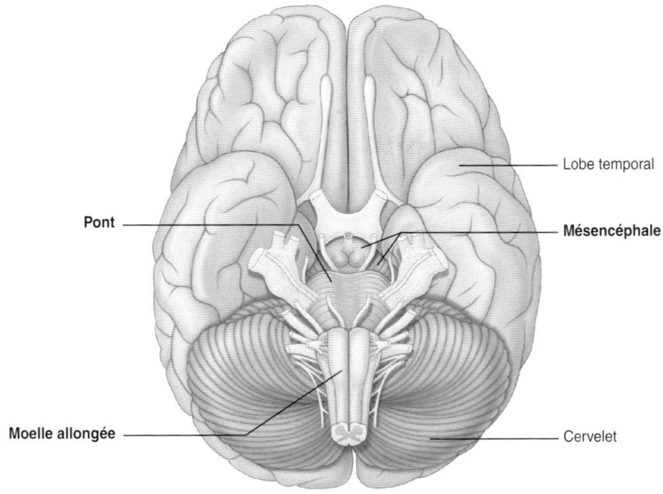

Fig. 34. Rapports du tronc cérébral.

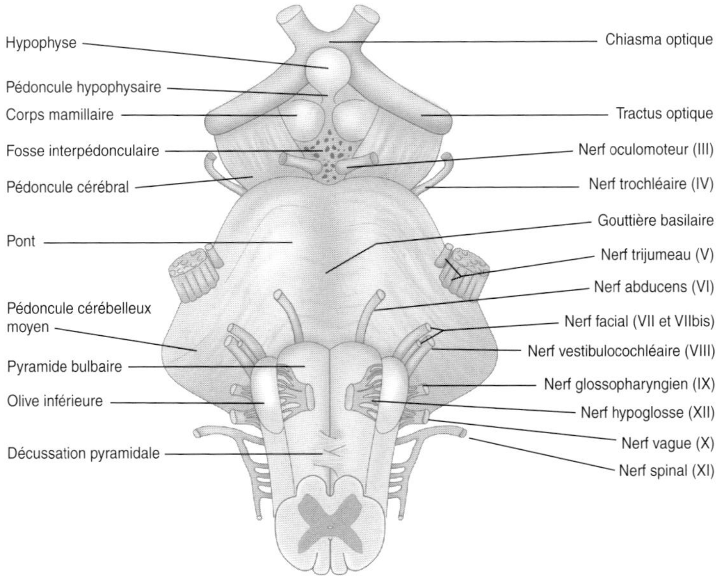

Fig. 35. Émergence des nerfs crâniens au niveau du tronc cérébral.

QCM

83. Le plexus cervical :

A. Est formé par l'anastomose des cinq premiers rameaux ventraux des racines cervicales ☐ ☑
B. Donne des branches sensitives terminales pour la région occipitale, auriculaire, cervicale et supraclaviculaire ☐ ☐
C. Comporte des branches anastomotiques avec le système parasympathique, les nerfs XI et XII ☐ ☐
D. Donne le nerf récurrent ☐ ☑
E. Donne le nerf phrénique ☐ ☑

84. Concernant le plexus brachial :

A. Le faisceau postérieur est formé par la division postérieure des trois troncs ☐ ☑
B. Le faisceau latéral est formé par les divisions antérieures des troncs supérieur et inférieur ☐ ☐
C. Le faisceau médial est formé par la division antérieure du tronc inférieur ☐ ☑
D. Le nerf radial vient du faisceau latéral ☐ ☐
E. Le nerf médian vient des faisceaux médial et latéral ☐ ☑

85. Concernant le plexus lombal :

A. Le nerf iliohypogastrique et le nerf ilio-inguinal naissent de L1 ☐ ☑
B. Le nerf cutané latéral de la cuisse naît de L2 et émerge au bord latéral du muscle psoas majeur ☐ ☑
C. Le nerf génitofémoral naît de L3 et émerge au bord antérieur du muscle psoas majeur ☐ ☐
D. Le nerf fémoral naît de L2-L3 ☐ ☐
E. Le nerf obturateur naît de L2-L3-L4 ☐ ☑

86. Concernant le plexus sacral :

A. Il est constitué de fibres venant des racines S1, S2, S3 et du tronc lombosacral ☐ ☑
B. Le tronc lombosacral est constitué par L3 et une anastomose de L5 ☐ ☐
C. Les racines sacrales et le tronc lombosacral convergent vers le foramen sciatique pour fusionner ☐ ☑
D. Les nerfs de l'obturateur interne, du glutéal supérieur et inférieur sortent au-dessus du muscle piriforme ☐ ☐
E. Le nerf sciatique est la branche terminale du plexus sacral ☐ ☑

87. Concernant les nerfs crâniens :

☐ ☐ **A.** Le nerf olfactif est la deuxième paire crânienne
☑ ☐ **B.** Le nerf optique naît au niveau de l'œil
☑ ☐ **C.** Le nerf oculomoteur sort du tronc cérébral à l'étage mésencéphalique
☐ ☐ **D.** Le nerf trochléaire innerve le muscle oblique inférieur de l'œil
☑ ☐ **E.** Le nerf trijumeau sort du tronc cérébral à l'étage pontique

88. Concernant les nerfs crâniens :

☑ ☐ **A.** Le nerf abducens innerve le muscle droit latéral de l'œil
☑ ☐ **B.** Le nerf facial se termine dans la parotide
☑ ☐ **C.** Le nerf auditif contient un contingent cochléaire et vestibulaire
☐ ☐ **D.** Le nerf glossopharyngien innerve le larynx
☐ ☐ **E.** Le nerf vague sort du crâne par le foramen pétreux

89. Concernant les nerfs crâniens :

☑ ☐ **A.** Le nerf vague est responsable de la motricité buccopharyngée
☑ ☐ **B.** Le nerf spinal a une origine spinale et bulbaire
☐ ☐ **C.** Le nerf spinal innerve les muscles trapèze et élévateur de la scapula
☑ ☐ **D.** Le nerf hypoglosse sort du tronc cérébral à l'étage de la moelle allongée
☐ ☐ **E.** Le nerf hypoglosse innerve l'hémilangue controlatérale

90. Concernant le système autonome sympathique :

☐ ☐ **A.** Les centres nerveux du système nerveux sympathique sont situés au niveau de la corne antérieure de la moelle dorsale et lombale
☑ ☐ **B.** Les rameaux communicants blancs relient le nerf spinal au tronc sympathique paravertébral
☐ ☐ **C.** Les rameaux communicants blancs sont exclusivement localisés au niveau de la moelle lombale
☑ ☐ **D.** La chaîne prévertébrale est reliée au tronc prévertébral par les nerfs splanchniques
☑ ☐ **E.** La chaîne prévertébrale est située de part et d'autre de l'aorte abdominale

91. Concernant le système autonome parasympathique :

☑ ☐ **A.** Le neuromédiateur du système autonome parasympathique est l'adrénaline
☐ ☐ **B.** Les centres nerveux du système nerveux parasympathique sont situés au niveau de la substance réticulée du tronc cérébral et du renflement lombal de la moelle
☐ ☐ **C.** Au niveau du tronc cérébral, les fibres du système autonome parasympathique cheminent dans les nerfs I, II, III et X
☑ ☐ **D.** Le nerf X est le principal nerf du système autonome parasympathique
☑ ☐ **E.** Le système autonome parasympathique stimule le système digestif

QCM

92. L'activation du système autonome parasympathique donne :

A. Un myosis	☐	☑
B. Une tachycardie	☐	☐
C. Une baisse de la pression artérielle	☐	☑
D. Une accélération du péristaltisme	☐	☑
E. Une vasoconstriction périphérique	☐	☐

12.
Organes sensoriels

Planches muettes

Donner un titre et légender les figures suivantes.

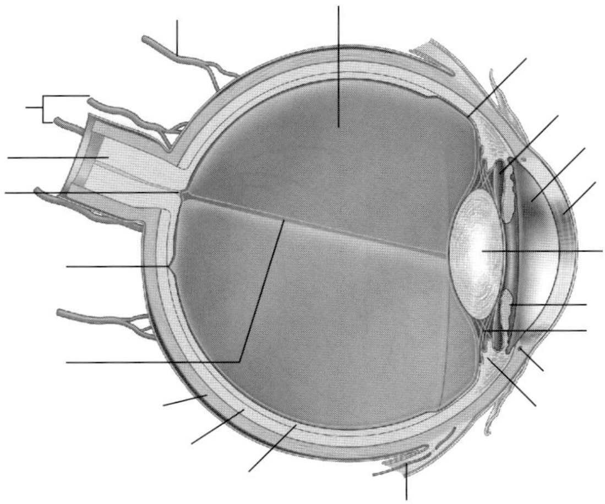

Fig. 36.

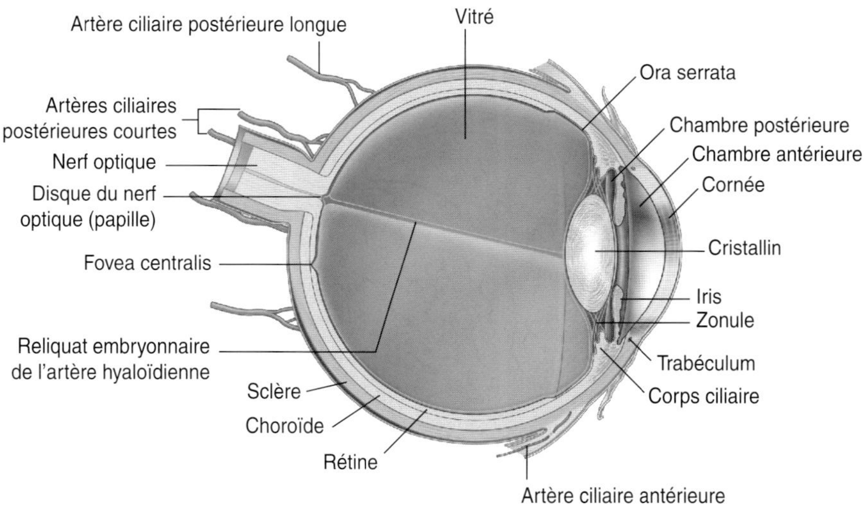

Fig. 36. *Bulbe oculaire.*

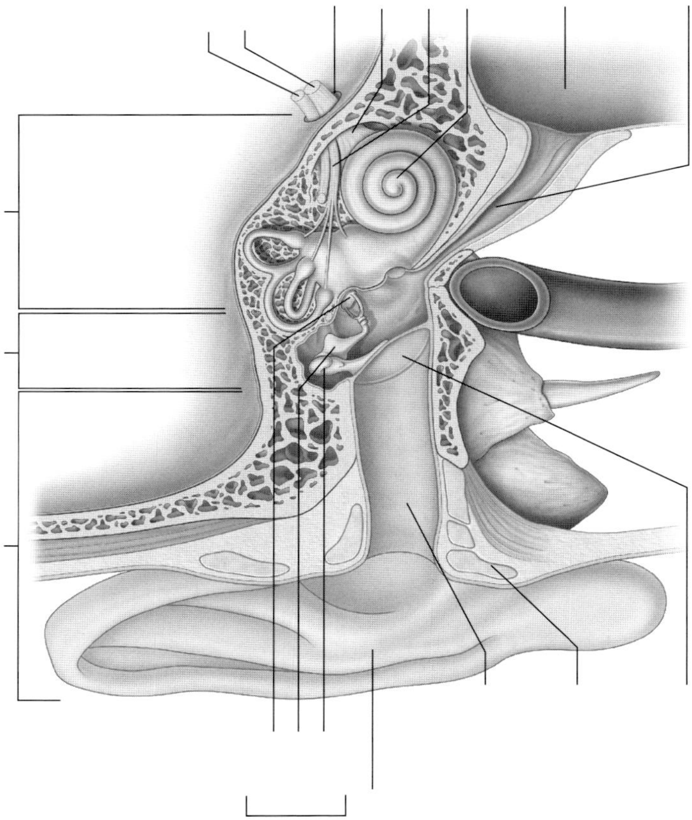

Fig. 37.

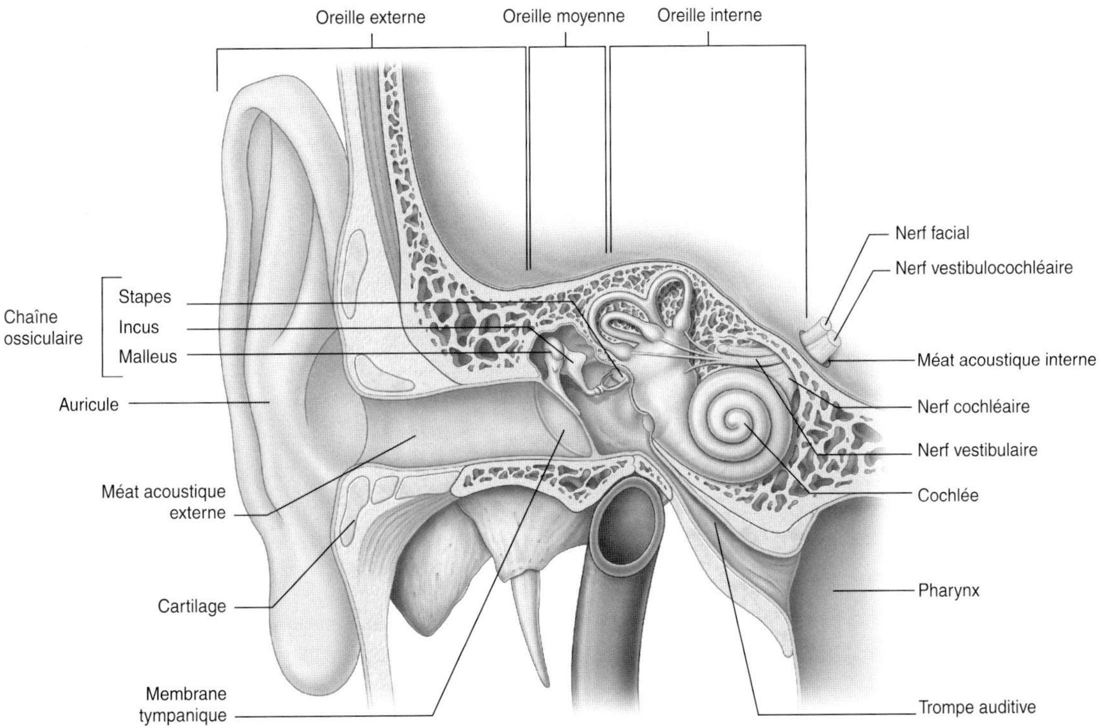

Fig. 37. *Oreille.*

QCM

93. Concernant les voies olfactives, quelle(s) sont la (les) proposition(s) qui est (sont) exacte(s) ?

A. La muqueuse olfactive est située à la partie inférieure de la cavité nasale ☐ ☐
B. Les nerfs olfactifs représentent la première paire de nerfs crâniens ☐ ☑
C. Les cellules réceptrices olfactives forment les nerfs olfactifs ☐ ☑
D. Le tractus olfactif se poursuit par deux stries blanches, une supérieure et une inférieure ☐ ☐
E. Le bulbe olfactif constitue le lobe olfactif médian ☐ ☐

94. Concernant les muscles oculomoteurs, quelle(s) sont la (les) proposition(s) qui est (sont) exacte(s) ?

A. Le muscle releveur de la paupière s'insère au niveau de la sclère du bulbe oculaire ☐ ☐
B. La mobilité du bulbe oculaire dépend de six muscles oculomoteurs ☐ ☑
C. Le muscle droit médial est innervé par le nerf abducens ☐ ☐
D. Les deux muscles obliques (supérieurs et inférieurs) s'insèrent en arrière de l'équateur ☐ ☑
E. Le muscle droit supérieur est innervé par le nerf oculomoteur ☐ ☑

95. Concernant les voies lacrymales, quelle(s) sont la (les) proposition(s) qui est (sont) exacte(s) ?

A. Les glandes lacrymales sécrètent la totalité du film lacrymal ☐ ☑
B. Les larmes sont drainées dans l'angle médial des paupières ☐ ☑
C. Les glandes lacrymales majeures sont situées à la partie supéro-interne de l'orbite ☐ ☐
D. Le conduit lacrymonasal s'ouvre dans les cavités nasales ☐ ☑
E. Les larmes ne jouent pas de rôle dans la mobilité du bulbe oculaire ☐ ☐

96. Concernant les voies visuelles, quelle(s) sont la (les) proposition(s) qui est (sont) exacte(s) ?

A. Le bulbe oculaire comporte trois enveloppes dont une intermédiaire formée de l'iris et de la sclère ☐ ☐
B. Le cristallin est une lentille biconvexe, transparente, avasculaire qui permet les phénomènes d'accommodation ☐ ☑
C. La rétine est la tunique interne du bulbe oculaire et la couche des cellules sensorielles forme sa couche la plus externe ☐ ☐
D. L'appareil lacrymal est constitué des glandes lacrymales sécrétant les larmes et des voies lacrymales constituant un système de drainage ☐ ☑
E. Les muscles oculomoteurs sont au nombre de quatre muscles droits et un muscle oblique ☐ ☐

97. Concernant les voies visuelles quelle(s) sont la (les) proposition(s) qui est (sont) exacte(s) ?

☑ ☐ **A.** La section du nerf optique entraîne une cécité unilatérale homolatérale
☐ ☐ **B.** Le chiasma optique est situé dans l'orbite
☑ ☐ **C.** La macula est la partie centrale du cristallin
☑ ☐ **D.** L'innervation du sphincter irien par le sympathique entraîne une mydriase
☐ ☐ **E.** L'innervation du sphincter irien par le parasympathique est véhiculée par le nerf IV

98. Concernant les éléments du bulbe oculaire, quelle(s) sont la (les) proposition(s) qui est (sont) exacte(s) ?

☑ ☐ **A.** Le cristallin change de forme pour permettre la mise au point sur la rétine
☑ ☐ **B.** La cornée est transparente et fait partie de la couche externe du bulbe oculaire
☐ ☐ **C.** Le corps ciliaire constitue le diaphragme de l'œil
☑ ☐ **D.** La rétine contient l'organe sensoriel de l'œil
☐ ☐ **E.** Les cellules réceptrices sont situées à la partie la plus interne de la rétine

99. Concernant les voies vestibulocochléaires quelle(s) sont la (les) proposition(s) qui est (sont) exacte(s) ?

☑ ☐ **A.** L'oreille moyenne est constituée de la cavité tympanique, de la trompe auditive, de la membrane tympanique et de la chaîne ossiculaire
☑ ☐ **B.** La chaîne ossiculaire comprend le malleus, l'incus et le stapes, situés dans la caisse du tympan de l'oreille moyenne
☐ ☐ **C.** La trompe auditive est un conduit appartenant à l'oreille moyenne faisant communiquer le larynx avec la caisse du tympan
☐ ☐ **D.** Le labyrinthe osseux postérieur est formé de la cochlée, et le labyrinthe osseux antérieur est constitué du vestibule et trois canaux semicirculaires
☑ ☐ **E.** Le nerf vestibulaire a pour rôle la fonction sensorielle de l'équilibre statique et cinétique et le nerf cochléaire a pour rôle la fonction sensorielle de l'audition

100. Concernant l'appareil vestibulaire, quelle(s) sont la (les) proposition(s) qui est (sont) exacte(s) ?

☑ ☐ **A.** L'appareil sensoriel de l'audition et l'appareil de l'équilibre sont couplés et leur système de réception est intégré dans l'oreille interne
☑ ☐ **B.** Le vestibule membraneux comprend l'utricule, le saccule et les canaux semicirculaires
☑ ☐ **C.** Les otoconies sont des cristaux qui lors des déplacements entraînent des cils et sont situés dans l'utricule et le saccule
☑ ☐ **D.** Le saccule évalue les accélérations linéaires
☐ ☐ **E.** Les canaux semicirculaires sont orientés dans les deux plans de l'espace pour mesurer les accélérations angulaires

101. Concernant les voies gustatives quelle(s) sont la (les) proposition(s) qui est (sont) exacte(s) ?

A. La langue est un organe musculomuqueux ☐ ☑
B. La langue comprend deux parties ☐ ☑
C. Le nerf lingual est le nerf sensitif de la langue ☐ ☑
D. Le nerf intermédiaire est le rameau sensoriel gustatif accompagnant le nerf facial ☐ ☑
E. Les bourgeons du goût situés sur le dos de la langue forment le « V » lingual ☐ ☐

13.

Appareil cardiovasculaire

Planches muettes

Donner un titre et légender les figures suivantes.

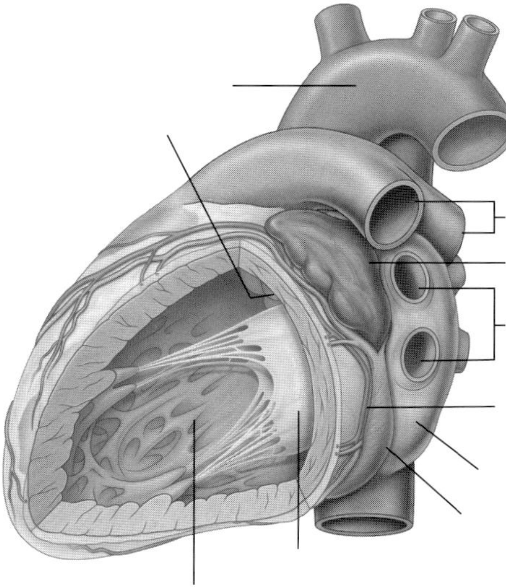

Fig. 38.

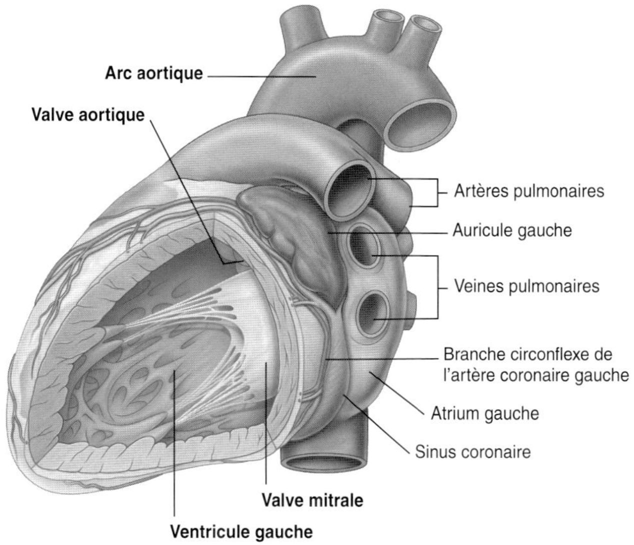

Fig. 38. *Vue interne du ventricule gauche.*

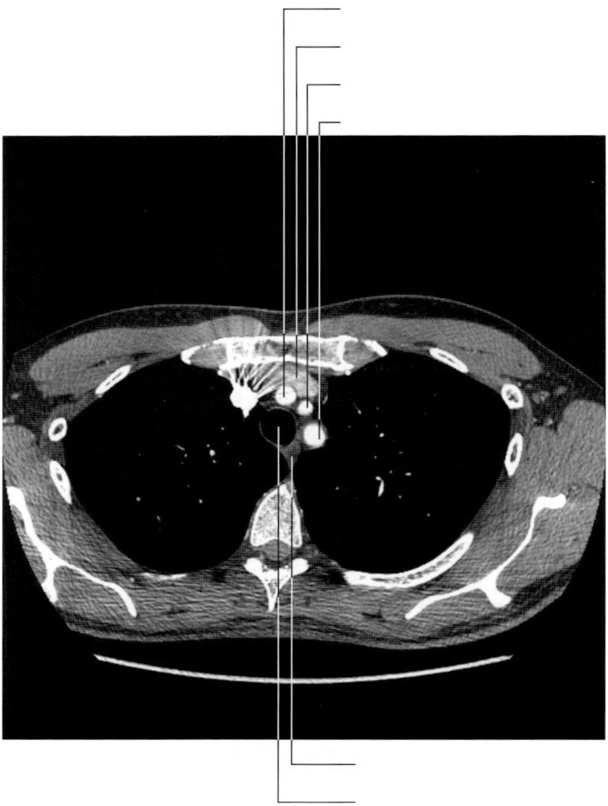

Fig. 39A.

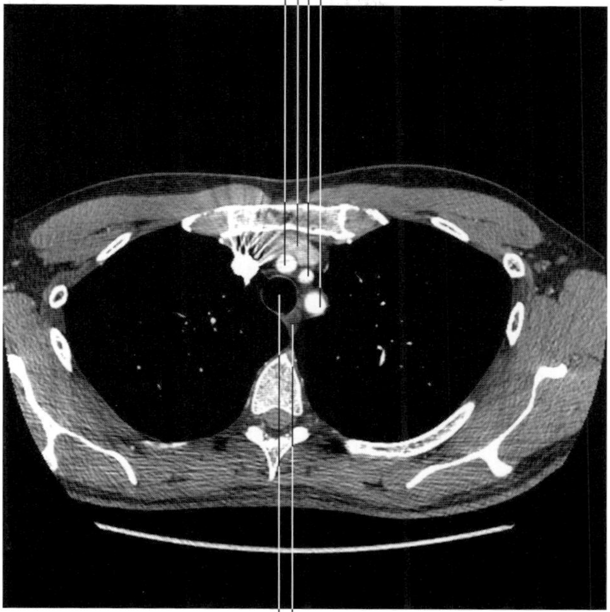
Tronc artériel brachiocéphalique
Tronc veineux innominé gauche
Artère carotide primitive gauche
Artère subclavière gauche
Œsophage
Trachée

Fig. 39A.

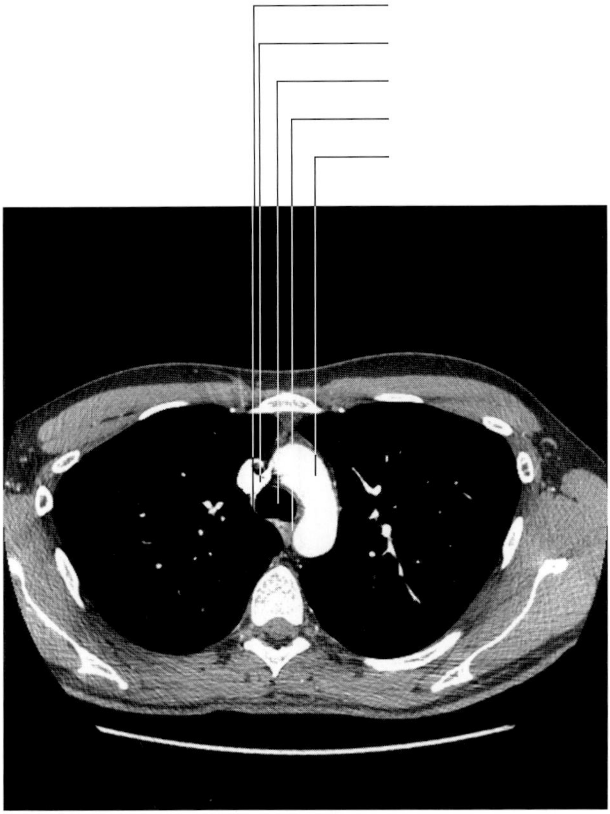

Fig. 39B.

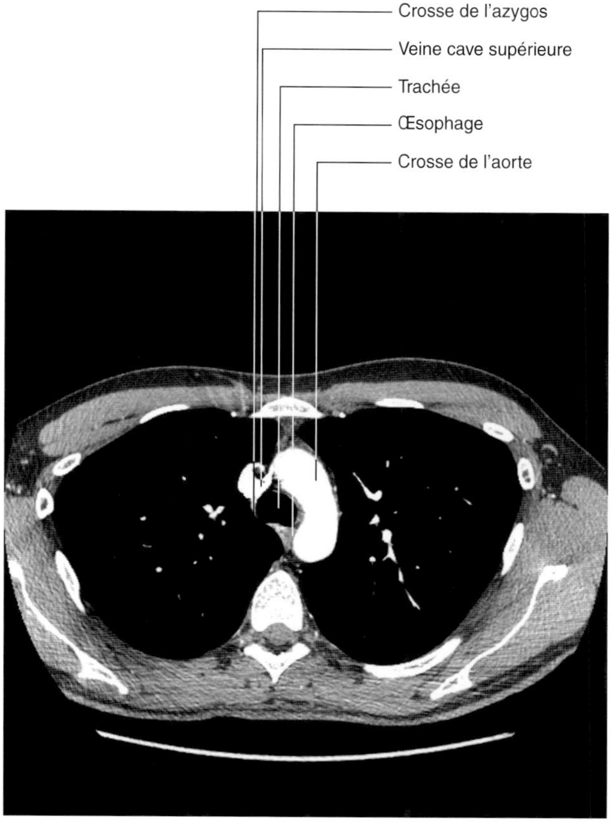
Crosse de l'azygos
Veine cave supérieure
Trachée
Œsophage
Crosse de l'aorte

Fig. 39B.

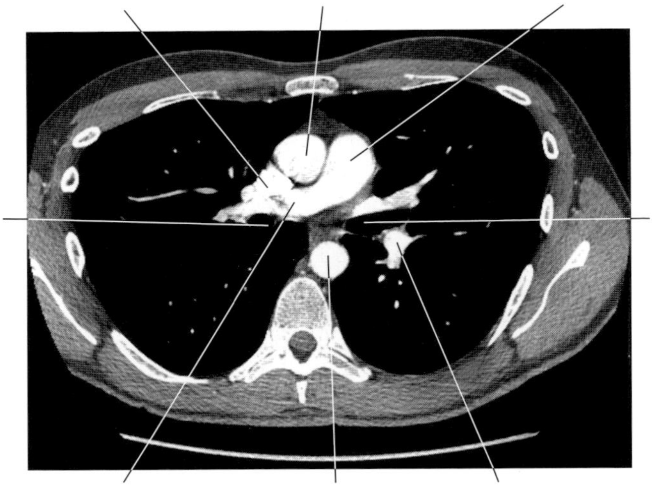

Fig. 39C.

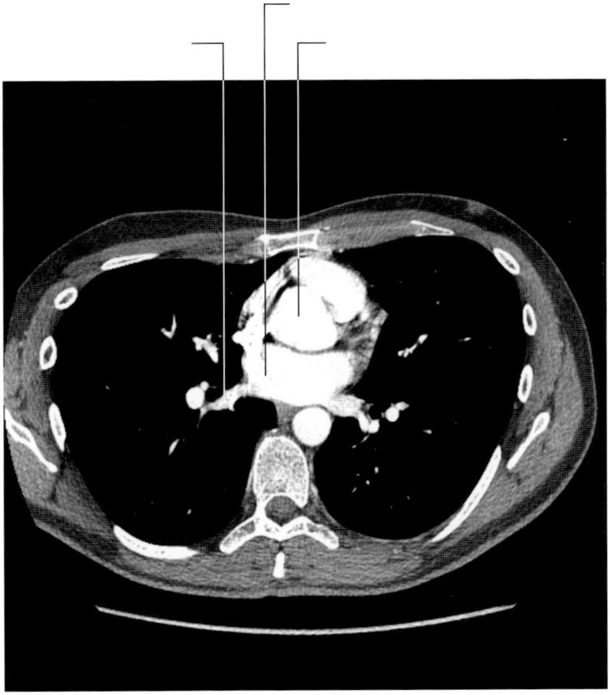

Fig. 39D.

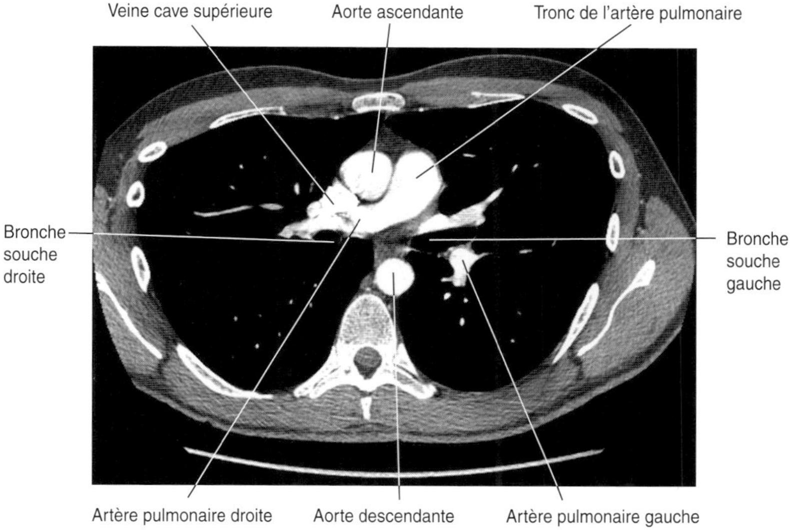

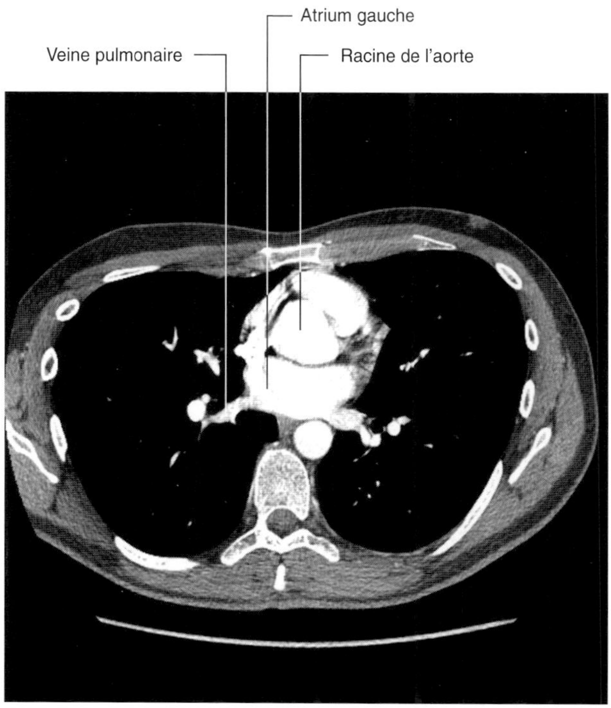

Fig. 39A à D. *Scanner du médiastin : coupes axiales après injection intraveineuse de produit de contraste.*

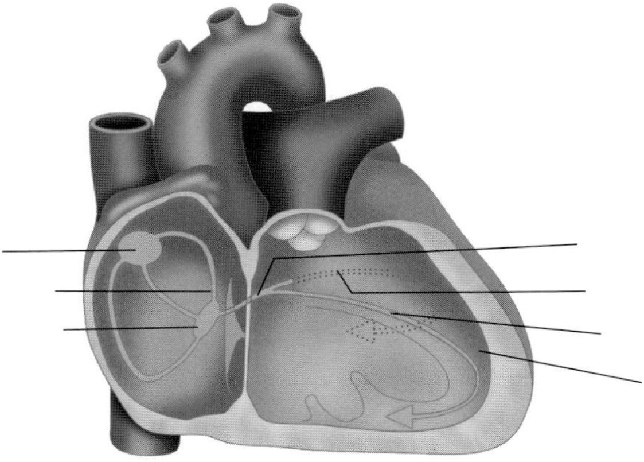

Fig. 40.

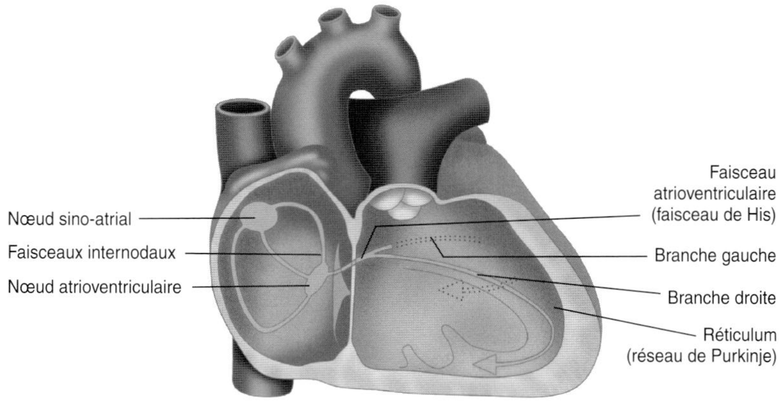

Fig. 40. Innervation intrinsèque du cœur : tissu cardionecteur.

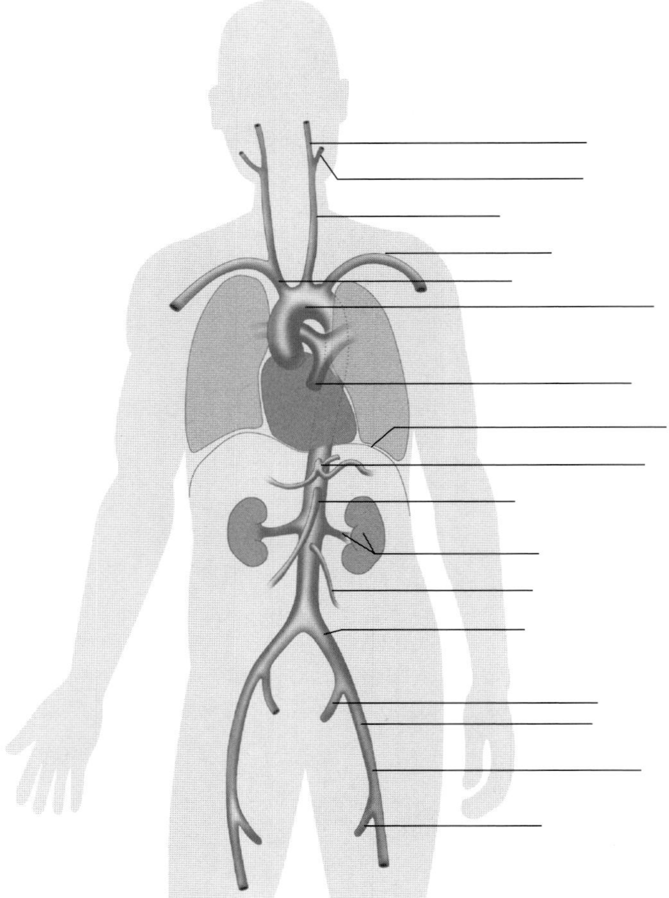

Fig. 41.

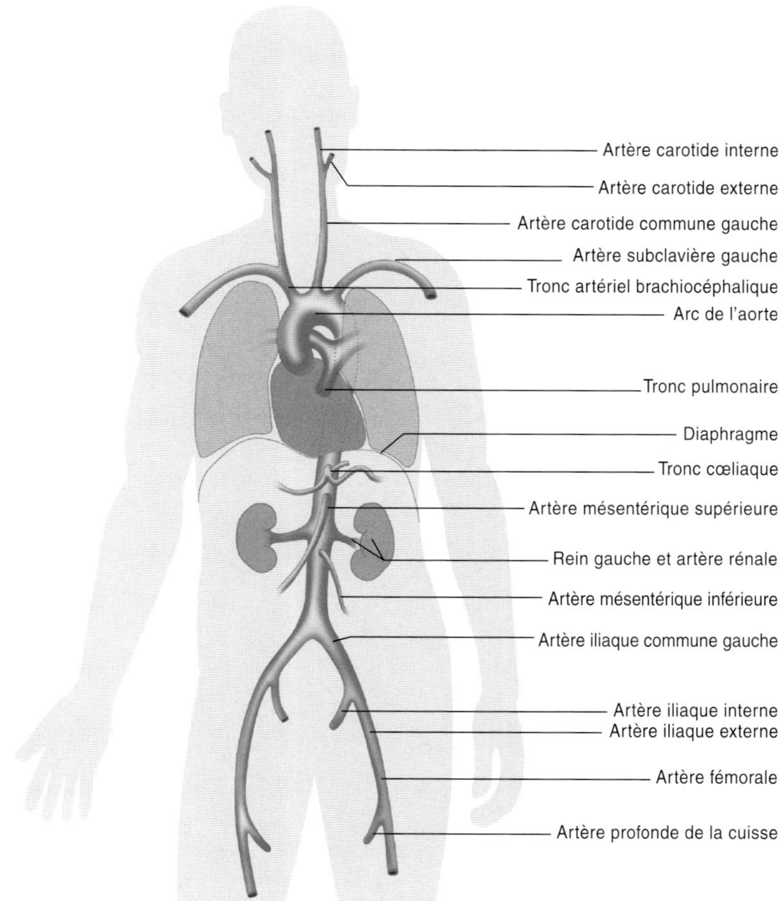

Fig. 41. *Axes principaux de la distribution artérielle du corps humain.*

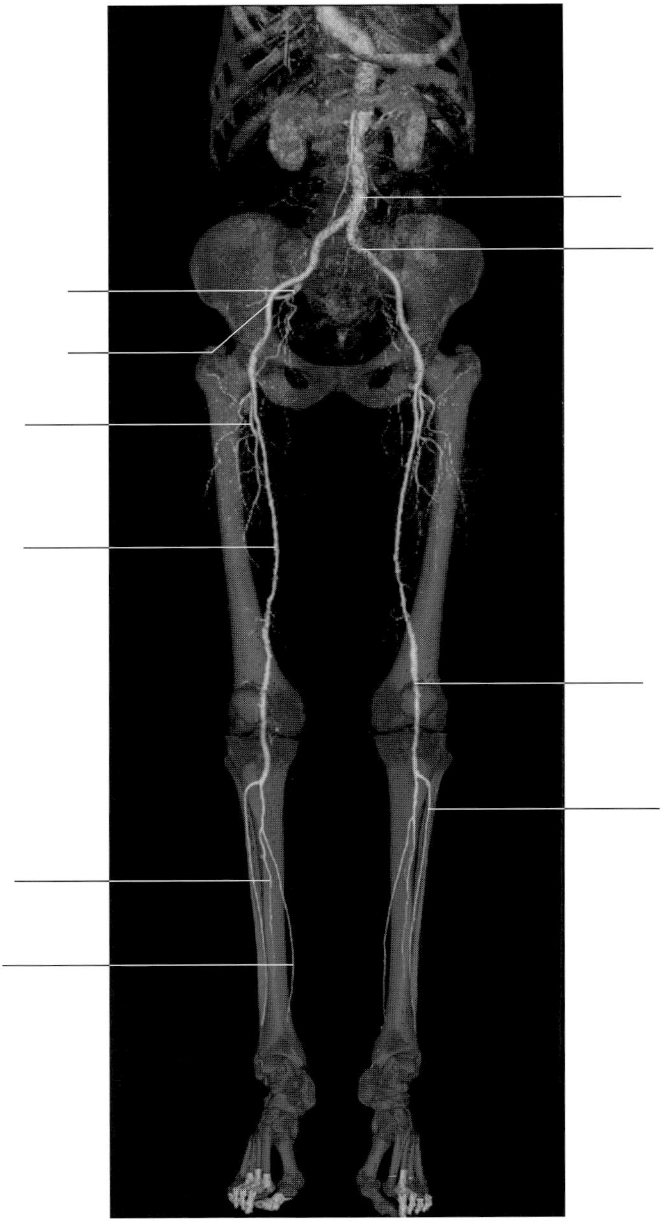

Fig. 42.

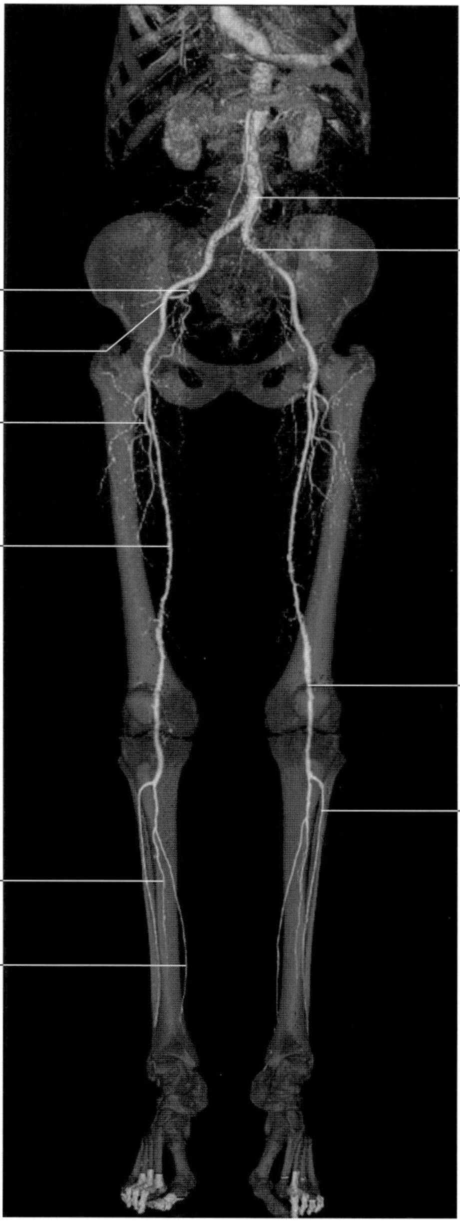

Fig. 42. Artériographie de l'aorte et des membres inférieurs en scanner.

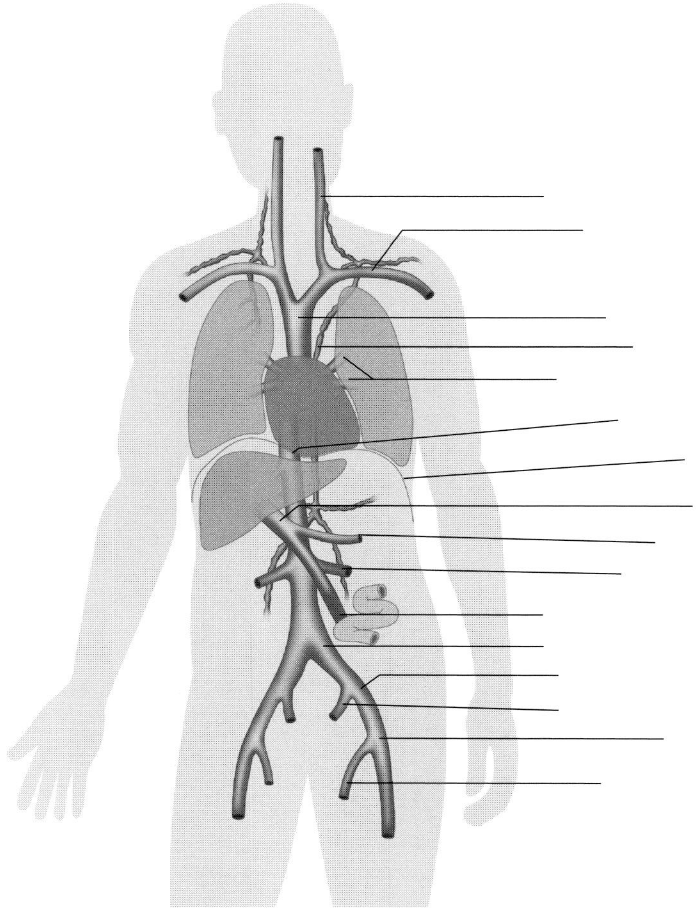

Fig. 43.

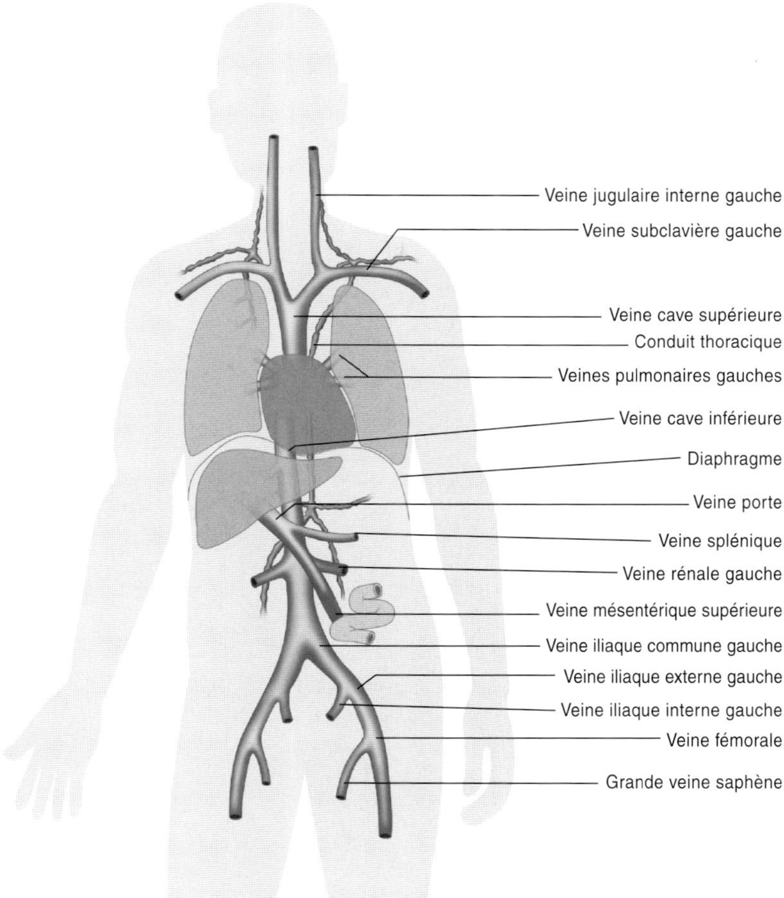

Fig. 43. *Axes principaux de la distribution veineuse du corps humain.*

QCM

102. À propos du tronc de l'artère pulmonaire :

A. Il véhicule du sang désaturé en oxygène	☐	☑
B. Il fait suite au ventricule droit	☐	☑
C. Il se divise en deux branches	☐	☑
D. Il ramène le sang au cœur	☐	☐
E. Il débouche dans l'atrium gauche	☐	☐

103. À propos des veines pulmonaires :

A. Elles véhiculent du sang riche en oxygène	☐	☑
B. Elles sont au nombre de quatre	☐	☑
C. Elles s'abouchent dans l'atrium droit	☐	☐
D. Il en existe deux à droite	☐	☑
E. Il existe deux veines pulmonaires supérieures	☐	☑

104. À propos des valves artérielles :

A. Elles sont au nombre de deux	☐	☑
B. Elles sont constituées de trois valvules sigmoïdes	☐	☑
C. Elles sont continentes en diastole	☐	☑
D. Elles présentent un appareil sous-valvulaire	☐	☐
E. Elles sont en forme de « nid de pigeon »	☐	☑

105. À propos des artères coronaires :

A. Elles sont au nombre de deux	☐	☑
B. La coronaire gauche donne deux branches terminales	☐	☑
C. L'artère interventriculaire antérieure donne deux types de branches collatérales	☐	☑
D. Les artères diagonales sont des branches de la circonflexe	☐	☐
E. L'artère interventriculaire postérieure vascularise une partie du septum interventriculaire	☐	☑

106. À propos de l'aorte :

A. C'est l'axe de distribution du sang oxygéné	☐	☑
B. L'aorte thoracique ascendante est située dans la portion antérieure du médiastin	☐	☑
C. L'aorte thoracique descendante naît après le départ de l'artère subclavière gauche	☐	☑
D. L'aorte se bifurque en LIV	☐	☑
E. La crosse aortique présente trois troncs supra-aortiques	☐	☑

107. À propos des artères à destinée encéphalique :

- ☐ ☐ **A.** Les artères carotides naissent directement de l'arc de l'aorte
- ☑ ☐ **B.** La bifurcation de l'artère carotide commune se fait en CIV
- ☑ ☐ **C.** La carotide interne est destinée à l'encéphale
- ☐ ☐ **D.** Les deux carotides se rejoignent sur la ligne médiane pour former le tronc basilaire
- ☑ ☐ **E.** L'artère vertébrale passe par le foramen magnum

108. À propos des artères des membres inférieurs :

- ☑ ☐ **A.** L'artère fémorale fait suite à l'artère iliaque externe
- ☑ ☐ **B.** Elle prend le nom d'artère fémorale en passant sous le ligament inguinal
- ☑ ☐ **C.** L'artère fémorale se poursuit par l'artère poplitée
- ☑ ☐ **D.** L'artère poplitée passe en arrière de l'articulation du genou
- ☑ ☐ **E.** L'artère dorsale du pied fait suite à l'artère tibiale antérieure

109. À propos des artères du membre supérieur :

- ☑ ☐ **A.** Le membre supérieur est vascularisé par l'artère subclavière
- ☑ ☐ **B.** L'artère brachiale fait suite à l'artère axillaire
- ☑ ☐ **C.** L'artère radiale chemine sur le bord latéral de l'avant-bras
- ☑ ☐ **D.** Les artères radiale et ulnaire se terminent par deux arcades palmaires
- ☐ ☐ **E.** Le pouls radial est palpé sur la face dorsale du poignet

110. À propos de l'aorte abdominale :

- ☑ ☐ **A.** Elle donne des branches à destinée viscérale
- ☑ ☐ **B.** Elle donne deux branches rénales
- ☑ ☐ **C.** L'artère rénale droite est plus longue que la gauche
- ☑ ☐ **D.** La veine rénale gauche est plus longue que la droite
- ☑ ☐ **E.** Les artères gonadiques naissent de l'aorte abdominale

111. À propos de la veine cave inférieure :

- ☑ ☐ **A.** Elle naît de la réunion des deux veines iliaques communes
- ☑ ☐ **B.** La veine cave inférieure chemine le long du bord droit de la colonne vertébrale
- ☐ ☐ **C.** La veine cave inférieure est intrapéritonéale
- ☐ ☐ **D.** La veine cave supérieure s'abouche dans la veine cave inférieure près de l'atrium droit
- ☐ ☐ **E.** La veine cave inférieure reçoit la veine porte

14.
Appareil digestif

◗ Planches muettes

Donner un titre et légender les figures suivantes.

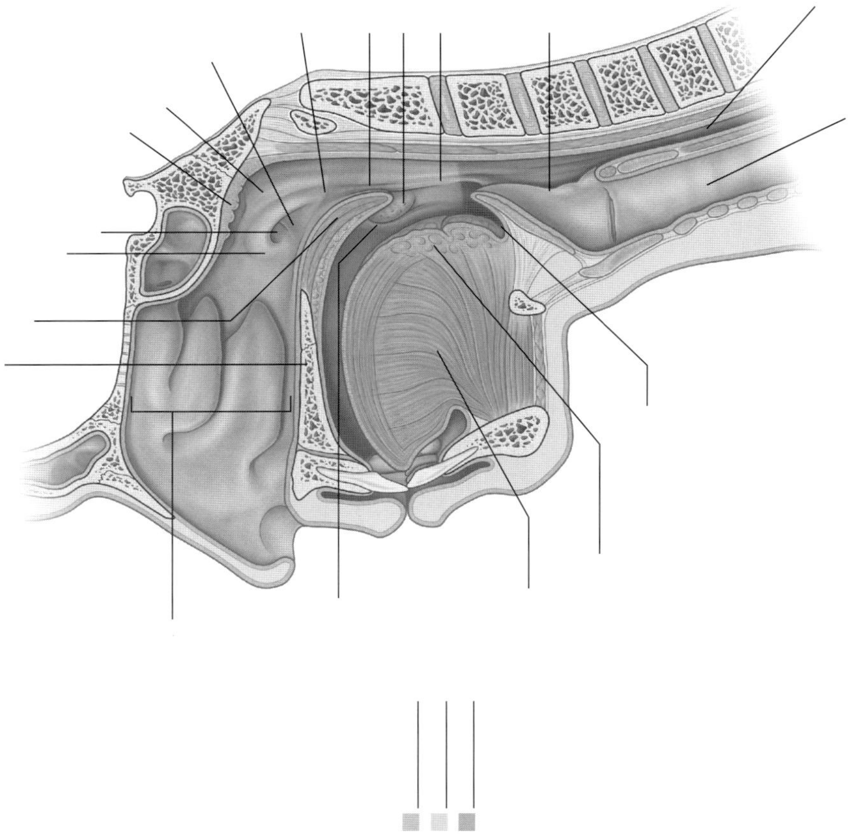

Fig. 44.

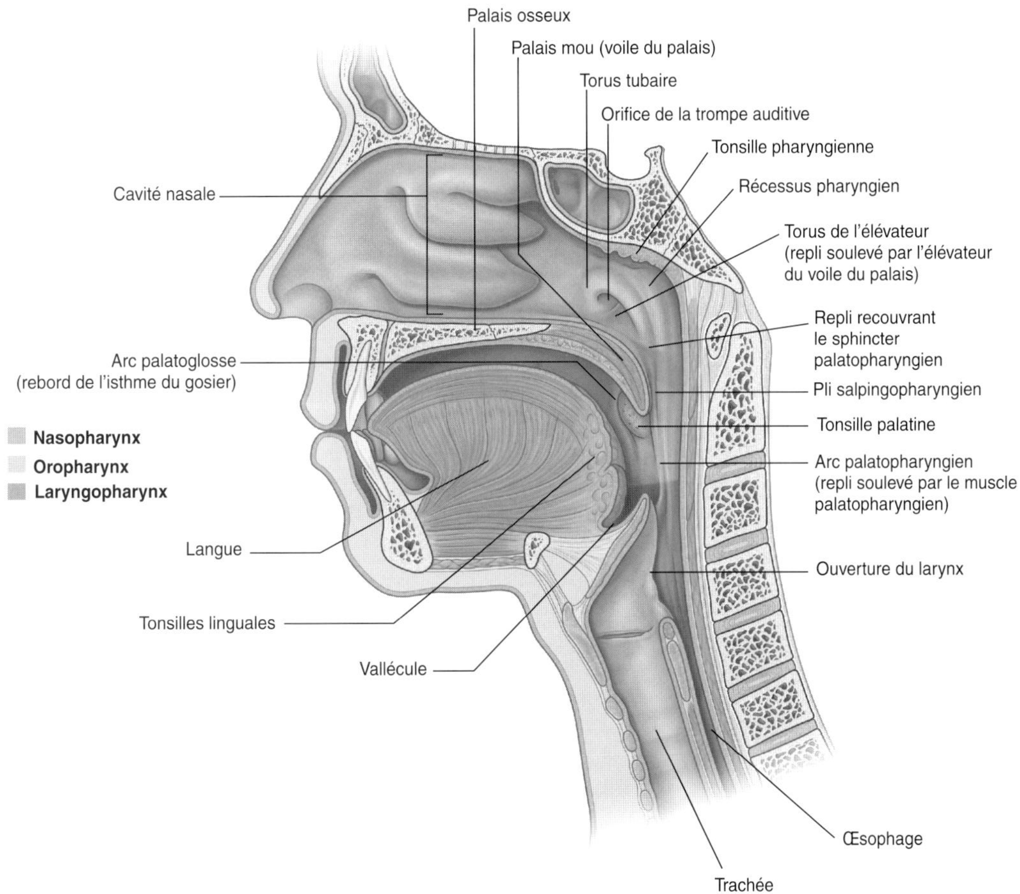

Fig. 44. Pharynx. Vue latérale.

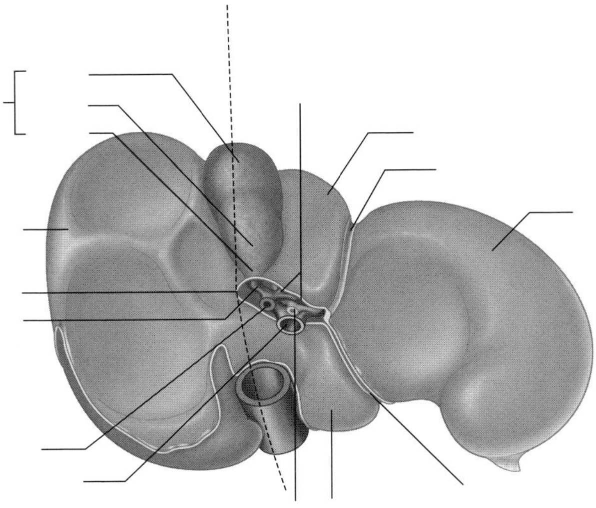

Fig. 45.

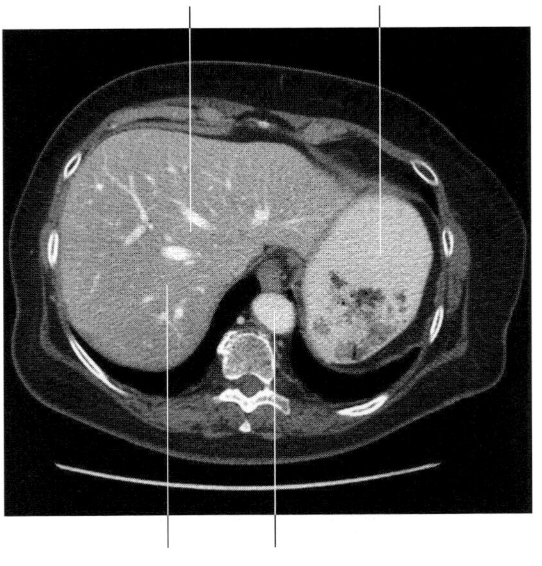

Fig. 46A.

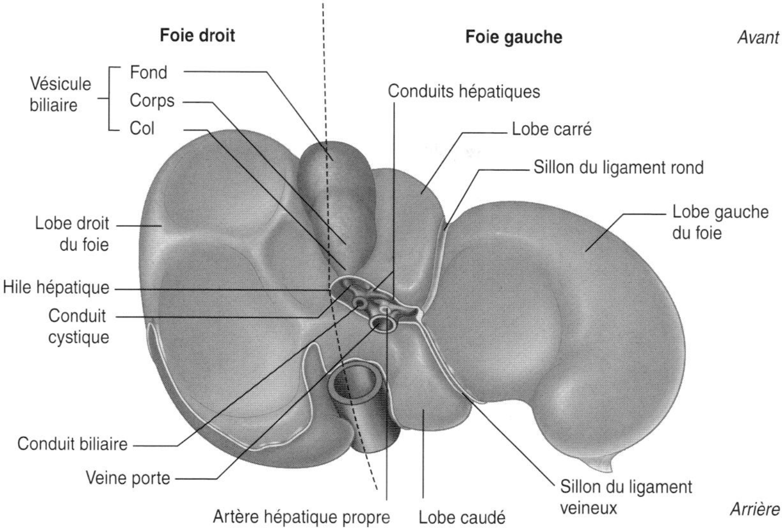

Fig. 45. Face viscérale du foie.

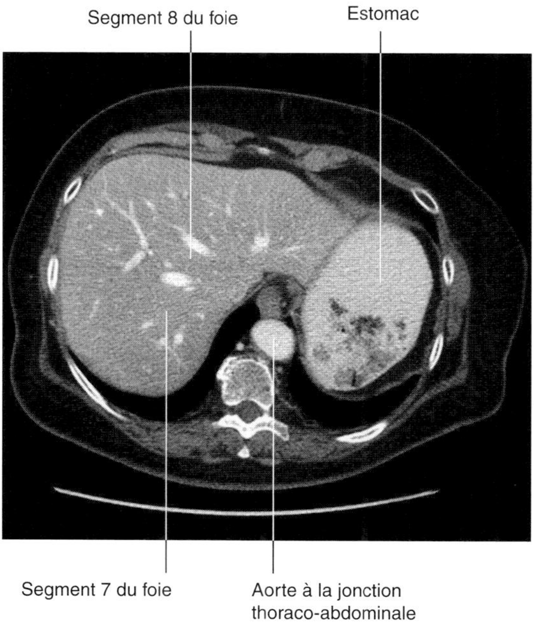

Fig. 46A.

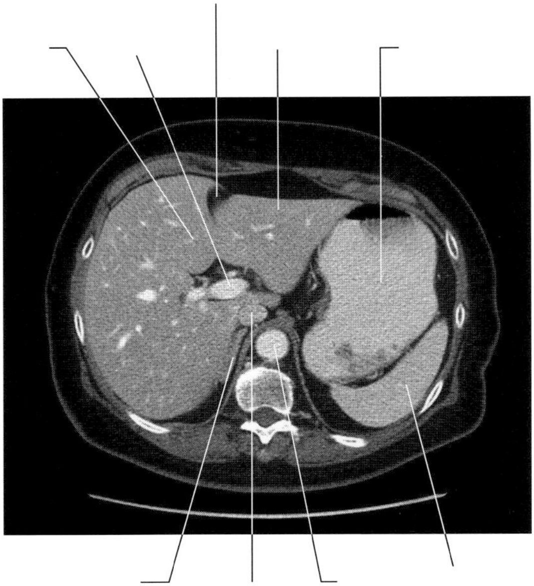

Fig. 46B.

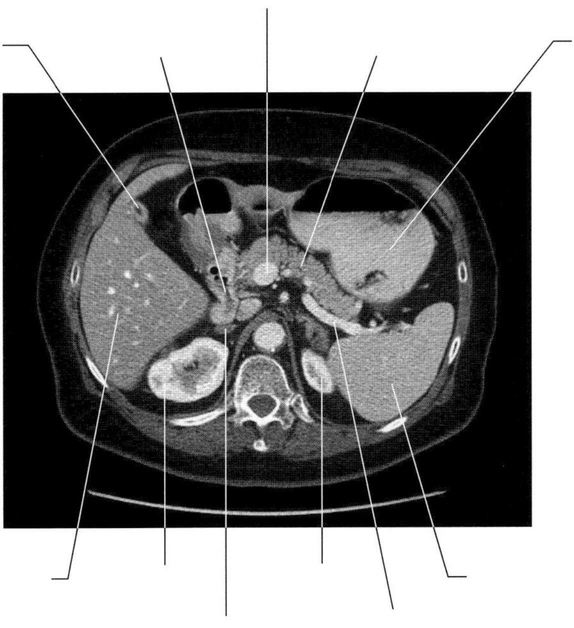

Fig. 46C.

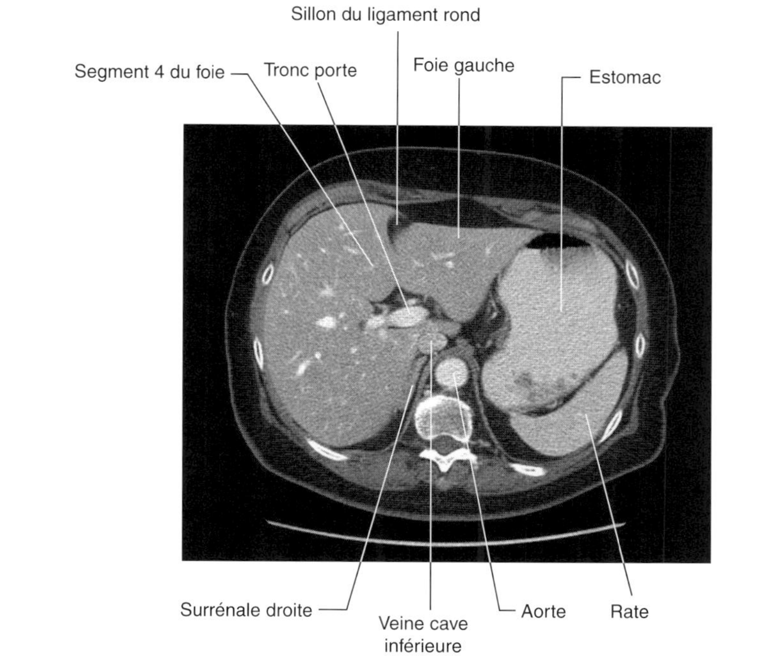

Fig. 46B.

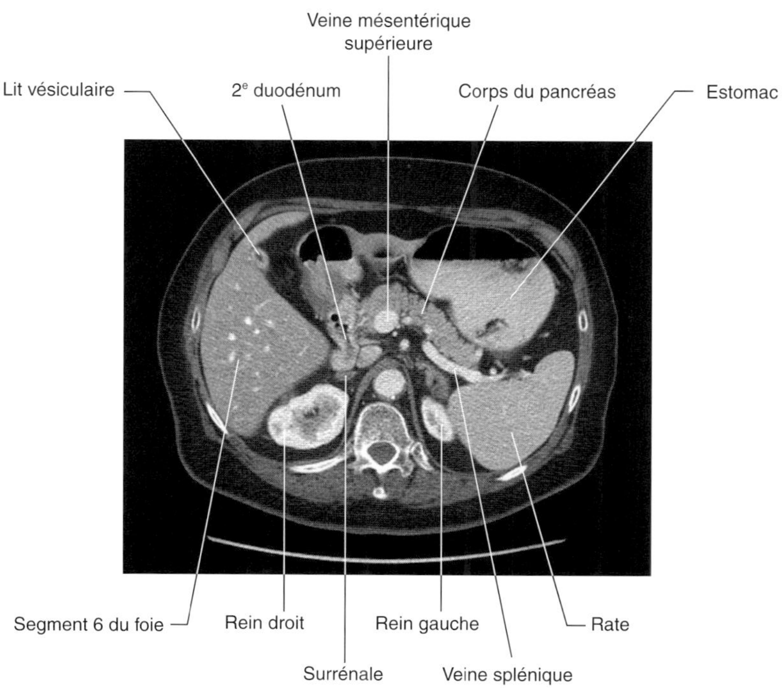

Fig. 46C.

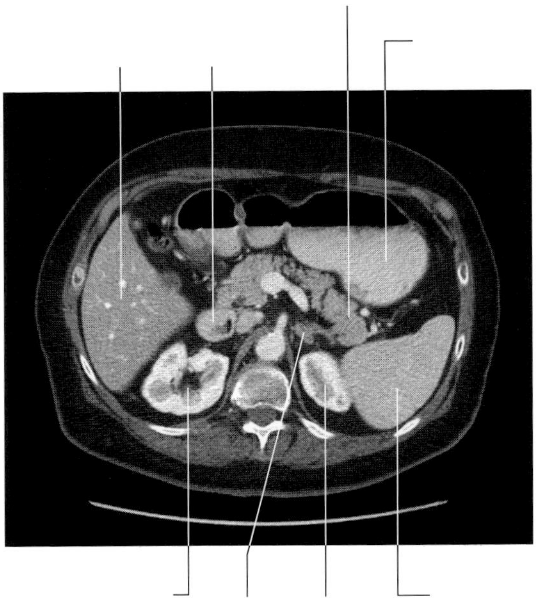

Fig. 46D.

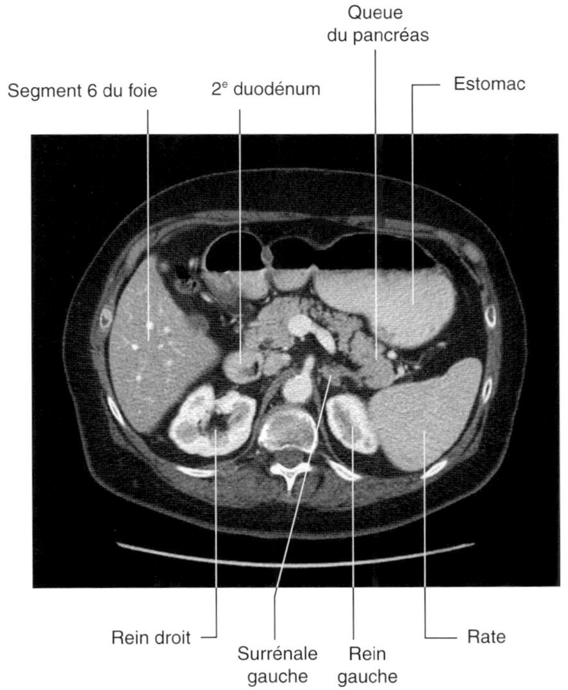
Queue du pancréas
Segment 6 du foie
2e duodénum
Estomac
Rein droit
Surrénale gauche
Rein gauche
Rate

Fig. 46D.

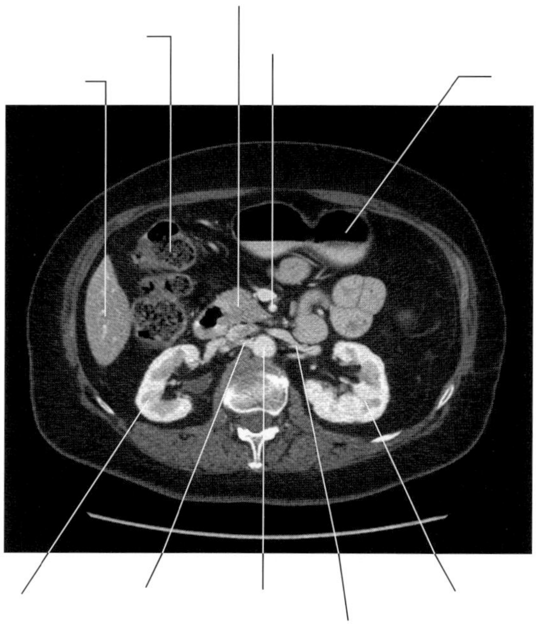

Fig. 46E.

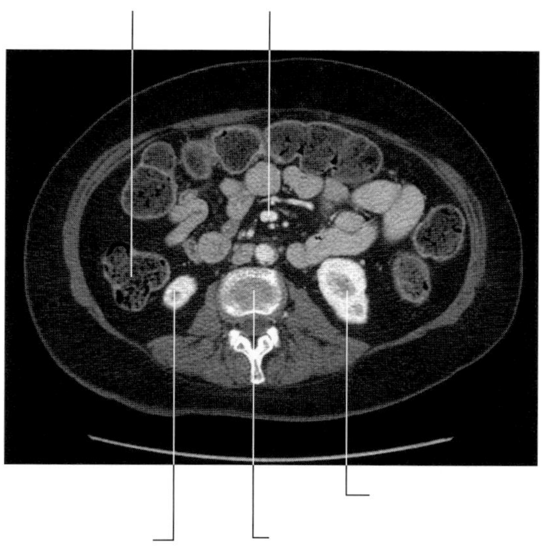

Fig. 46F.

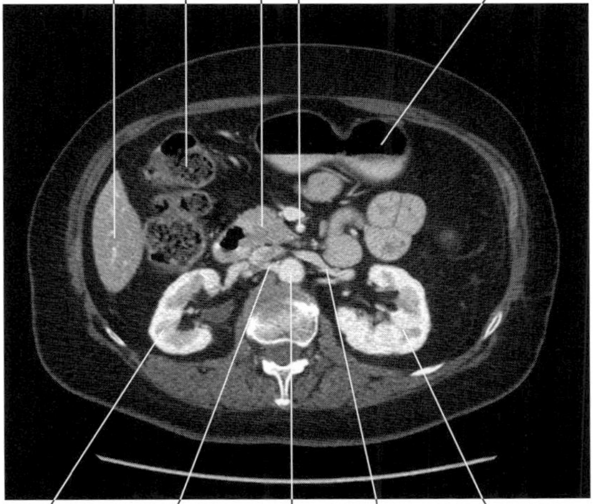

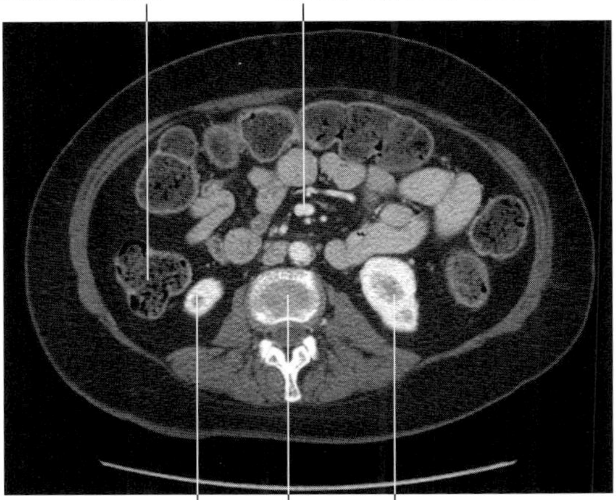

Fig. 46A à F. *Scanner de l'abdomen en coupes axiales.*

QCM

112. Quels organes appartiennent à l'étage supramésocolique de l'abdomen ?

A. L'estomac ☐ ☑
B. La rate ☐ ☑
C. Le côlon ascendant ☐ ☐
D. Le rectum ☐ ☐
E. Le foie ☐ ☑

113. Quels organes sont fixes dans la cavité péritonéale ?

A. Le côlon transverse ☐ ☐
B. Le côlon ascendant ☐ ☑
C. Le rectum ☐ ☑
D. Le côlon sigmoïde ☐ ☐
E. L'intestin grêle ☐ ☐

114. Quels organes sont mobiles dans la cavité péritonéale ?

A. L'intestin grêle ☐ ☑
B. Le côlon transverse ☐ ☑
C. Le côlon sigmoïde ☐ ☑
D. Le deuxième duodénum ☐ ☐
E. Le troisième duodénum ☐ ☐

115. Quels organes sont vascularisés par le tronc cœliaque ?

A. Le foie ☐ ☑
B. La rate ☐ ☑
C. L'intestin grêle ☐ ☐
D. Le duodénum ☐ ☑
E. L'estomac ☐ ☑

116. Quels organes sont vascularisés en même temps par deux des trois troncs artériels digestifs ?

A. L'estomac ☐ ☑
B. Le duodénum ☐ ☑
C. Le pancréas ☐ ☑
D. Le côlon transverse ☐ ☑
E. Le foie ☐ ☐

117. Quelles régions sont dépourvues de revêtement péritonéal ?

☐ ☐ **A.** L'œsophage abdominal
☑ ☐ **B.** L'œsophage thoracique
☐ ☐ **C.** Le foie
☐ ☐ **D.** L'estomac
☑ ☐ **E.** La partie inférieure du rectum

118. Quelles propositions sont vraies ?

☑ ☐ **A.** Le corps de la vésicule biliaire est fixé à la face inférieure du foie
☑ ☐ **B.** Le conduit cystique unit la vésicule biliaire au conduit hépatique
☐ ☐ **C.** La réunion des voies biliaires droites et gauches forme le confluent biliaire inférieur
☑ ☐ **D.** Le conduit cholédoque naît de la réunion du conduit hépatique et du conduit cystique
☐ ☐ **E.** Le conduit cholédoque a un trajet prépancréatique

119. Quelles propositions sont vraies ?

☑ ☐ **A.** Le foie est divisé en « foie gauche » et « foie droit »
☐ ☐ **B.** Le foie est divisé en dix segments
☐ ☐ **C.** Les veines hépatiques se jettent dans la veine cave supérieure
☑ ☐ **D.** Le hile du foie livre passage aux voies biliaires
☐ ☐ **E.** Le lobe carré est situé en arrière du hile du foie

120. Quelles propositions sont vraies ?

☐ ☐ **A.** Le rectum débute au niveau de la première vertèbre sacrale
☑ ☐ **B.** Le rectum a une longueur de 15 cm
☑ ☐ **C.** La paroi rectale est entourée d'un mésorectum
☐ ☐ **D.** Le rectum est dépourvu de revêtement péritonéal
☑ ☐ **E.** Le rectum se continue par le canal anal

121. Quelles propositions sont vraies ?

☑ ☐ **A.** L'intestin grêle mesure environ six mètres de long
☑ ☐ **B.** La racine d'insertion du mésentère fait 15 cm de long
☑ ☐ **C.** L'intestin grêle comprend le duodénum, le jéjunum et l'iléum
☐ ☐ **D.** Le jéjunum est situé à droite dans la cavité péritonéale
☑ ☐ **E.** L'iléum est situé dans l'étage inframésocolique

122. Quelles propositions sont vraies ?

A. Le cæcum contient la valve iléocæcale	☐	☑
B. Le cæcum se continue par le côlon droit	☐	☑
C. La dernière anse grêle appartient à l'iléum	☐	☑
D. L'appendice a une base située sur le cæcum	☐	☑
E. La pointe de l'appendice peut être dans le pelvis	☐	☑

15.
Organes génito-urinaires

Planches muettes

Donner un titre et légender les figures suivantes.

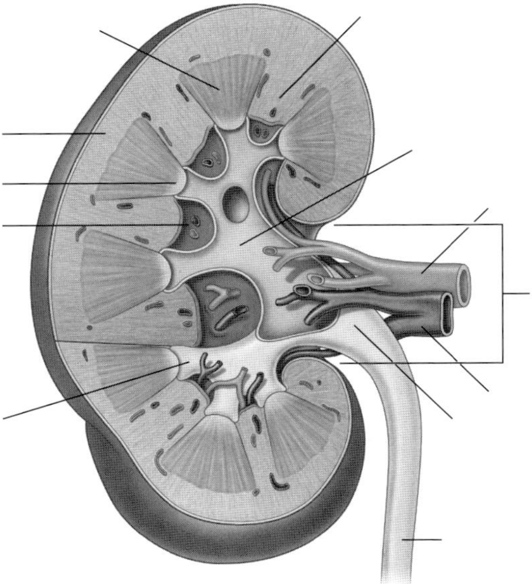

Fig. 47.

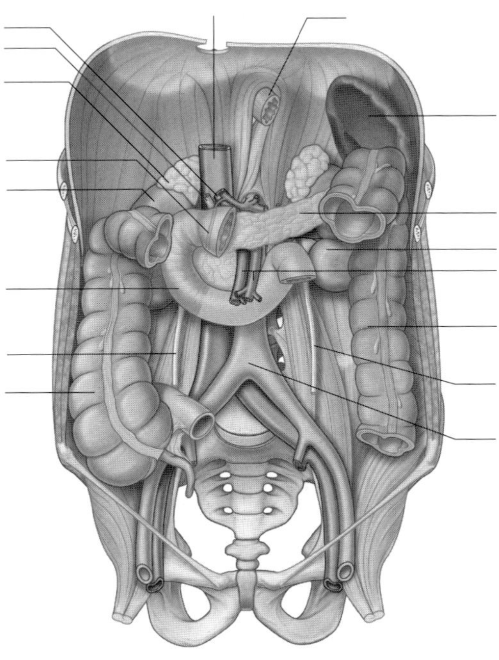

Fig. 48.

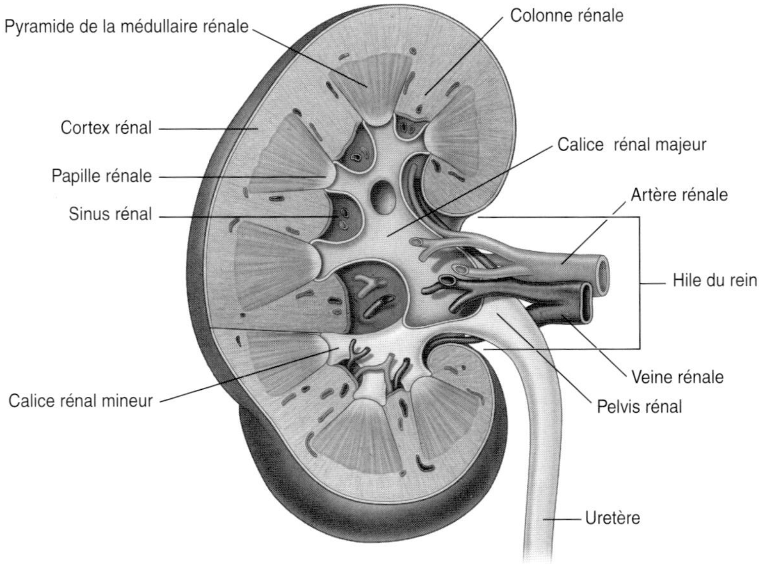

Fig. 47. *Structure interne du rein.*

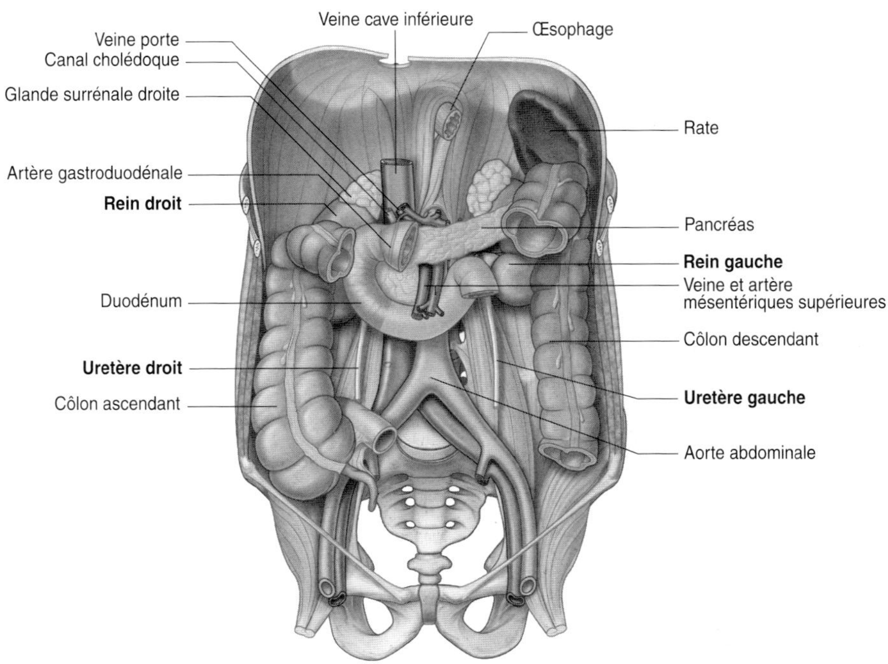

Fig. 48. *Trajet lombo-iliaque des uretères.*

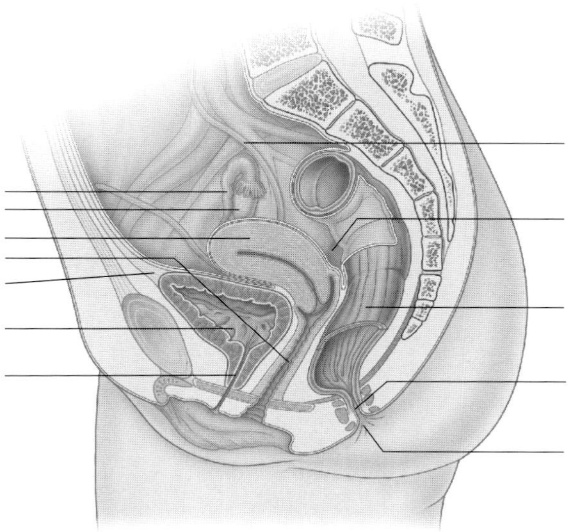

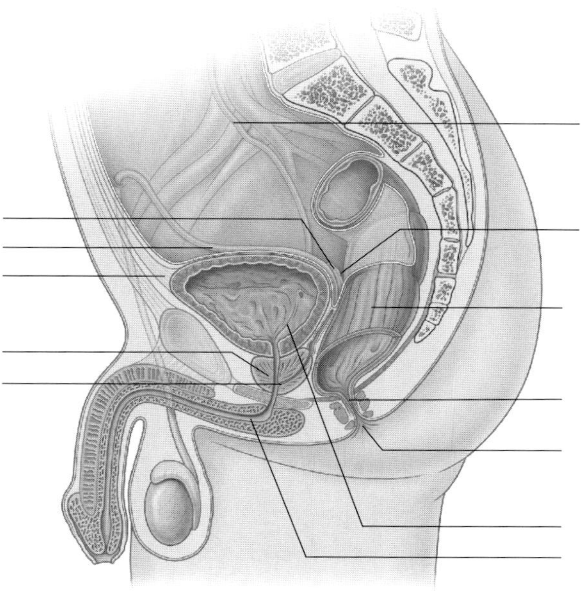

Fig. 49.

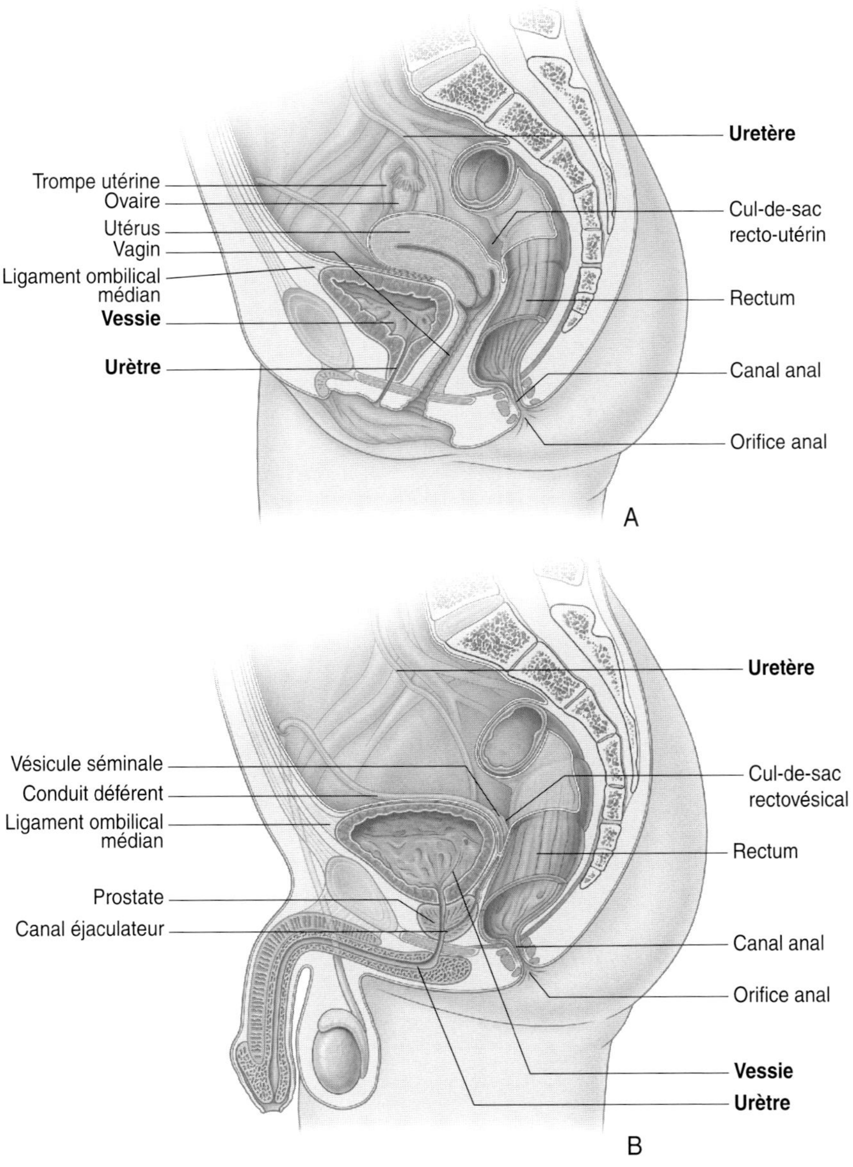

Fig. 49. *Pelvis et périnée.*
A. Chez la femme. B. Chez l'homme.

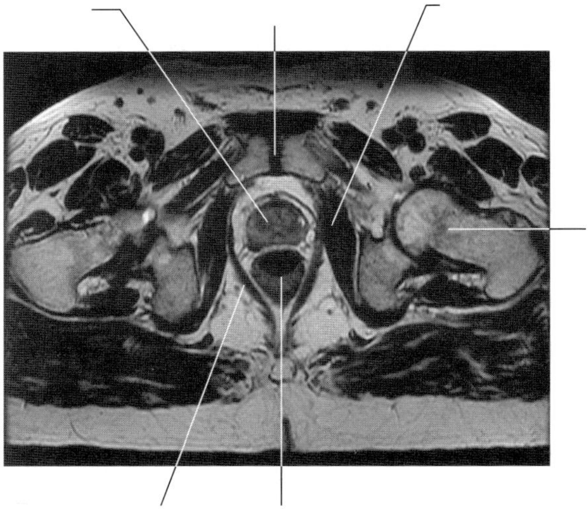

Fig. 50.

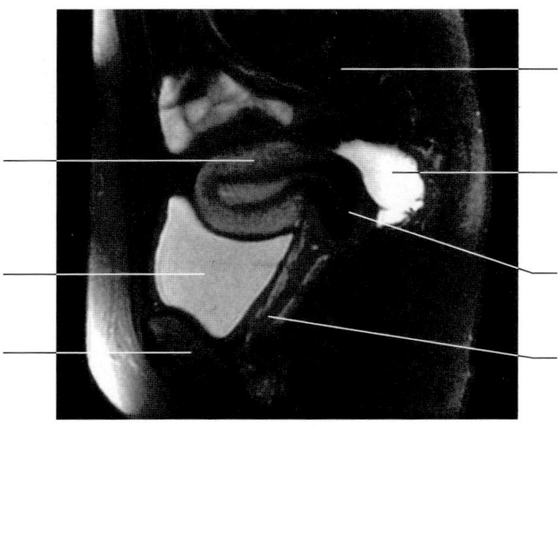

Fig. 51.

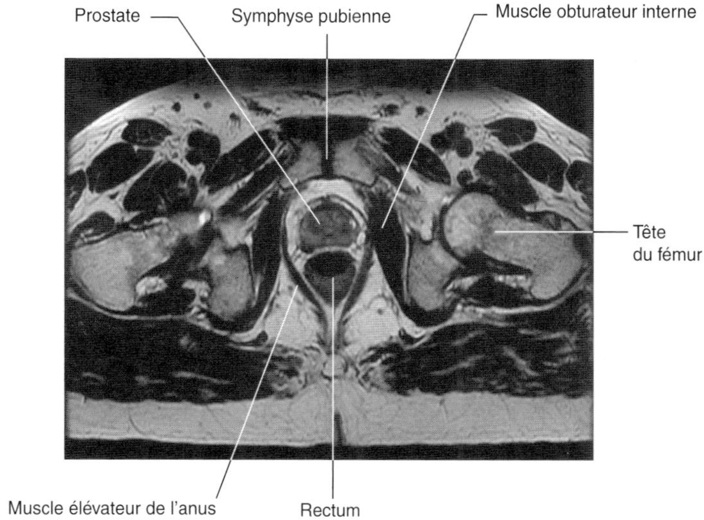

Fig. 50. IRM de la prostate en coupe axiale.

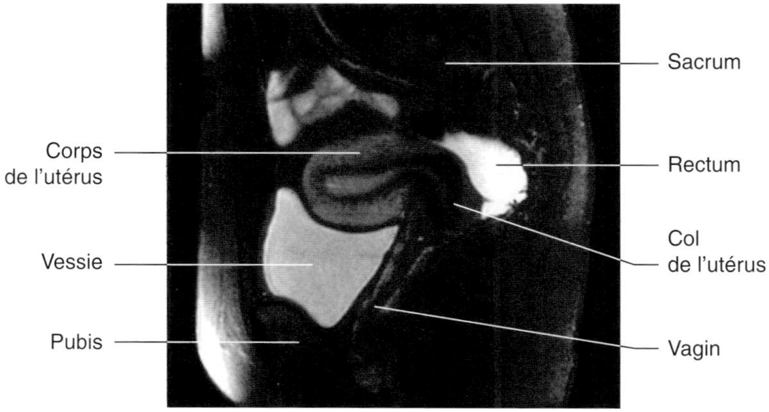

Fig. 51. IRM du pelvis chez la femme en coupe sagittale.

QCM

QCM

123. Le toucher vaginal permet de palper :

A. Le cul-de-sac rectovaginal	☐	☑
B. Le trigone vésical	☐	☑
C. Les ovaires	☐	☐
D. Le ligament rond de l'utérus	☐	☐
E. Les paramètres	☐	☑

124. Concernant le pénis :

A. L'érection est commandée par le système parasympathique	☐	☑
B. La détumescence est commandée par le système sympathique	☐	☑
C. La sensibilité du gland est véhiculée par le nerf pudendal	☐	☑
D. Le gland du pénis est une dilatation terminale des corps caverneux fusionnés	☐	☐
E. Le drainage veineux du pénis se fait vers le plexus veineux préprostatique	☐	☑

125. La prostate :

A. Est une glande dont les sécrétions participent à la composition du sperme	☐	☑
B. Son poids normal chez un homme de vingt ans est de 250 g	☐	☐
C. Présente une zone périphérique où se développent préférentiellement les cancers	☐	☑
D. Est traversée par les canaux éjaculateurs	☐	☑
E. Est séparée du rectum par le fascia prostatopéritonéal	☐	☑

126. Concernant la vascularisation des testicules et des voies spermatiques :

A. Les artères testiculaires naissent directement de l'aorte abdominale	☐	☑
B. L'artère du conduit déférent est une branche de l'artère iliaque externe	☐	☐
C. Les lymphatiques du testicule aboutissent à des lymphonœuds inter-aortico-caves	☐	☑
D. La veine testiculaire droite se jette directement dans la veine rénale droite	☐	☐
E. La veine testiculaire gauche se jette directement dans la veine cave inférieure	☐	☐

127. Concernant les uretères :

A. Chez la femme, l'uretère surcroise l'artère utérine	☐	☐
B. Les deux uretères ont des zones de rétrécissement physiologique	☐	☑
C. Les uretères sont séparés des processus transverses des vertèbres lombales par les muscles psoas	☐	☑
D. La partie terminale des deux uretères a un trajet intravésical oblique	☐	☑
E. L'uretère lombal droit croise les vaisseaux iliaques plus bas que l'uretère gauche	☐	☑

128. Les structures suivantes sont innervées par le nerf pudendal :

- ☑ ☐ **A.** Le gland du pénis
- ☐ ☐ **B.** Les uretères
- ☐ ☐ **C.** L'utérus
- ☐ ☐ **D.** Les ovaires
- ☑ ☐ **E.** La peau du pénis

129. Concernant les vésicules séminales :

- ☑ ☐ **A.** Elles peuvent être palpées par un toucher rectal
- ☑ ☐ **B.** Leur partie supérieure est recouverte de péritoine
- ☐ ☐ **C.** Les vésicules séminales produisent le PSA
- ☐ ☐ **D.** L'ampoule des canaux déférents longe la face externe des vésicules séminales
- ☑ ☐ **E.** Elles sont en rapport avec la base de la vessie

130. Concernant la vessie :

- ☐ ☐ **A.** Elle se projette au-dessus du pubis lorsqu'elle est vide
- ☑ ☐ **B.** Le trigone est la partie fixe de la vessie chez l'homme
- ☐ ☐ **C.** Elle est vascularisée essentiellement par des branches de l'artère iliaque externe
- ☑ ☐ **D.** Elle est innervée par des branches issues du plexus hypogastrique inférieur
- ☑ ☐ **E.** Les veines de la vessie se jettent dans le plexus veineux préprostatique

131. L'ovaire est :

- ☐ ☐ **A.** Accolé à la face antérieure du ligament large
- ☑ ☐ **B.** Recouvert de péritoine uniquement au niveau du mésovarium
- ☑ ☐ **C.** Vascularisé par l'artère utérine et l'artère ovarique qui chemine dans le ligament suspenseur de l'ovaire
- ☐ ☐ **D.** Relié au vagin par le ligament propre de l'ovaire
- ☑ ☐ **E.** Recouvert d'une albuginée.

132. Le hile rénal contient les éléments suivants :

- ☑ ☐ **A.** Le pelvis rénal
- ☐ ☐ **B.** La glande surrénale
- ☑ ☐ **C.** Les branches de divisions de l'artère rénale
- ☐ ☐ **D.** Les pyramides rénales
- ☐ ☐ **E.** L'uretère

16.
Appareil respiratoire

Planches muettes

Donner un titre et légender les figures suivantes.

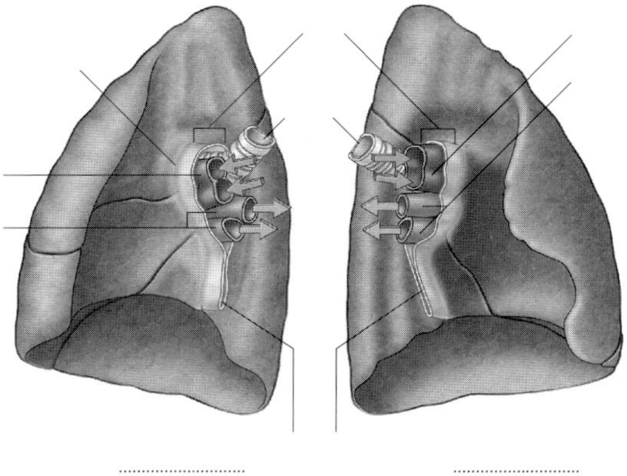

Fig. 52.

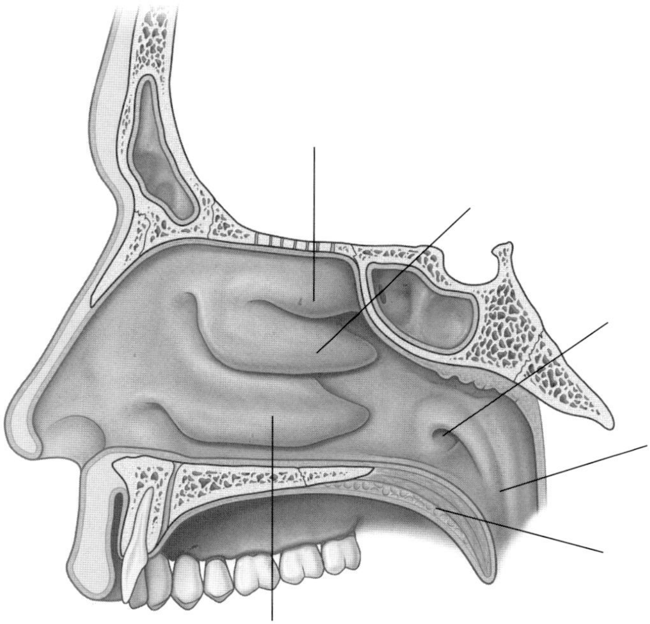

Fig. 53.

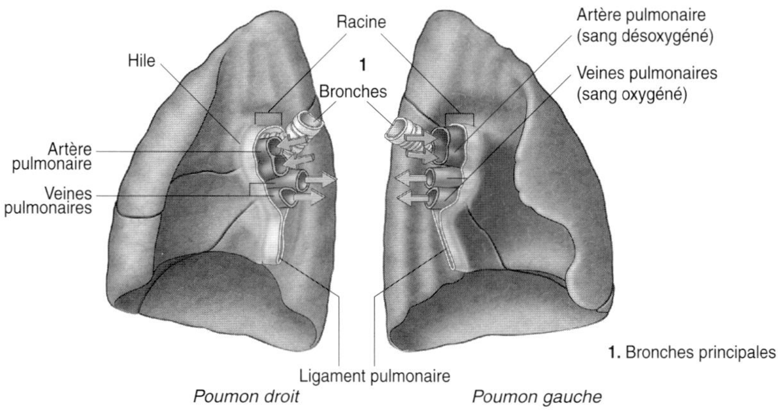

Fig. 52. *Poumons : racines et hiles.*

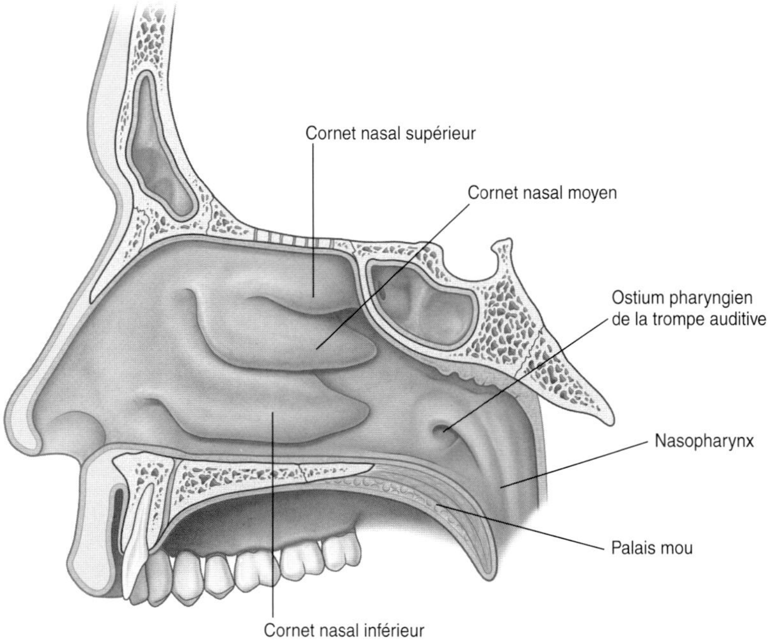

Fig. 53. *Paroi latérale de la cavité nasale.*

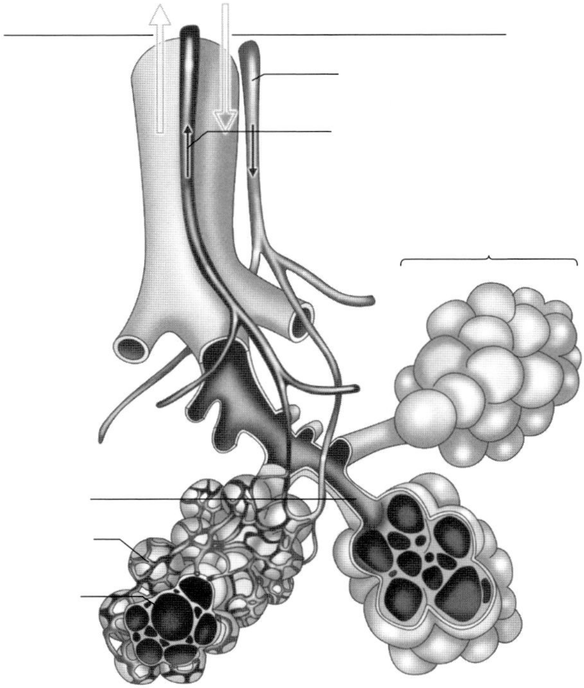

Fig. 54.

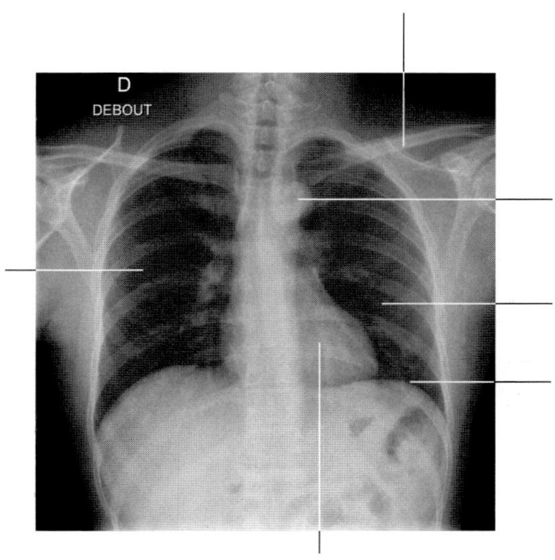

Fig. 55A.

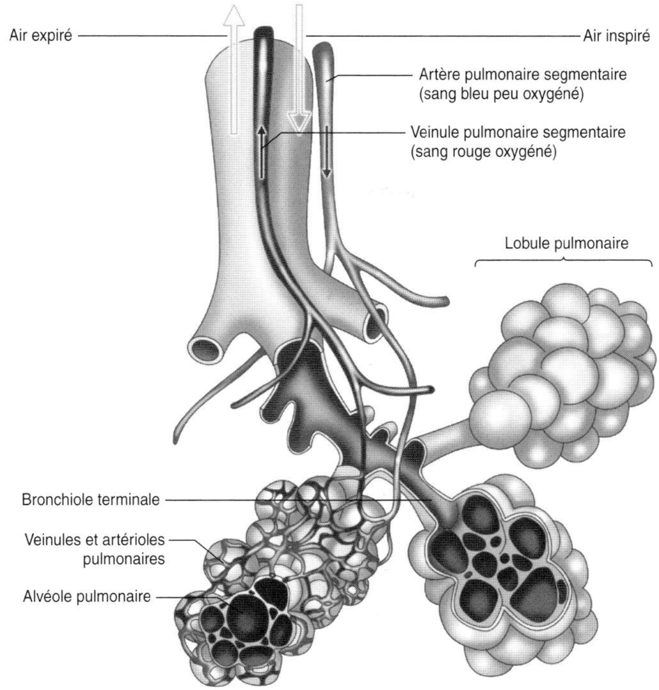

Fig. 54. Alvéoles pulmonaires.

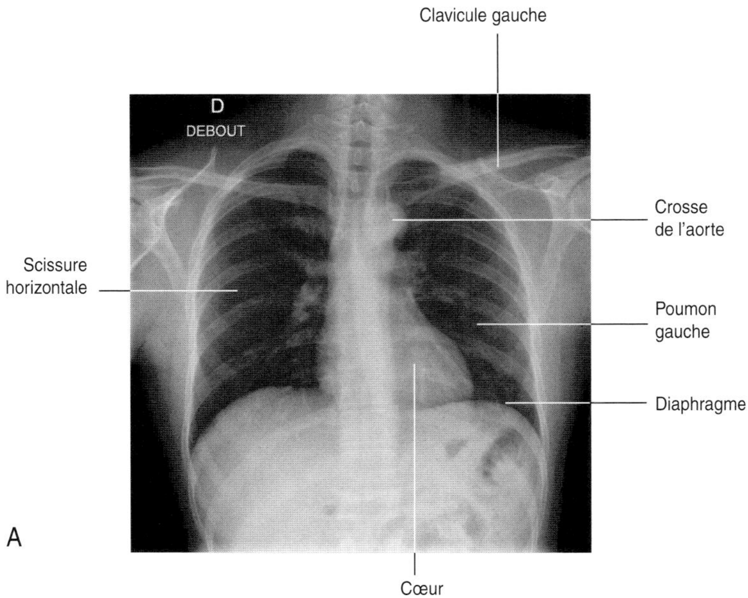

Fig. 55A. Imagerie des poumons.
A. Radiographie standard du thorax de face.

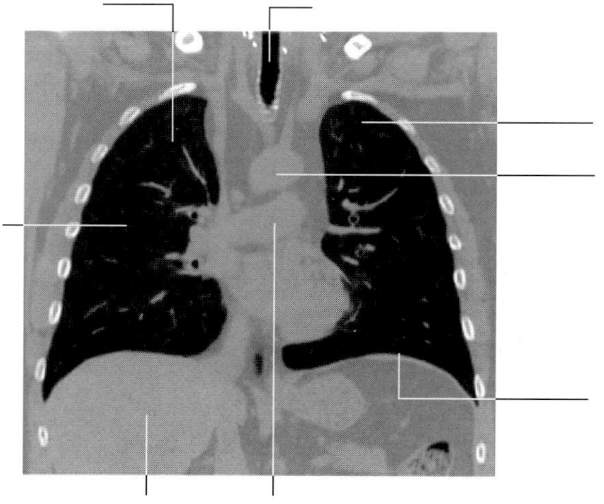

Fig. 55B.

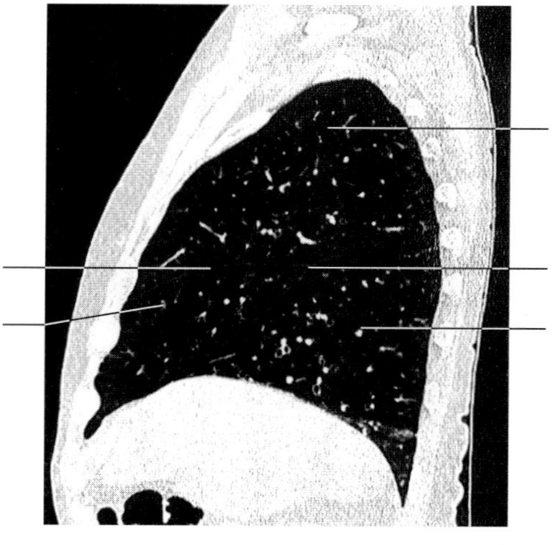

Fig. 55C.

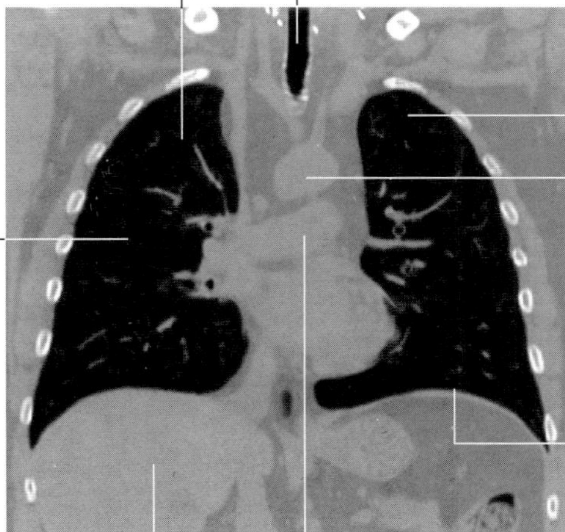

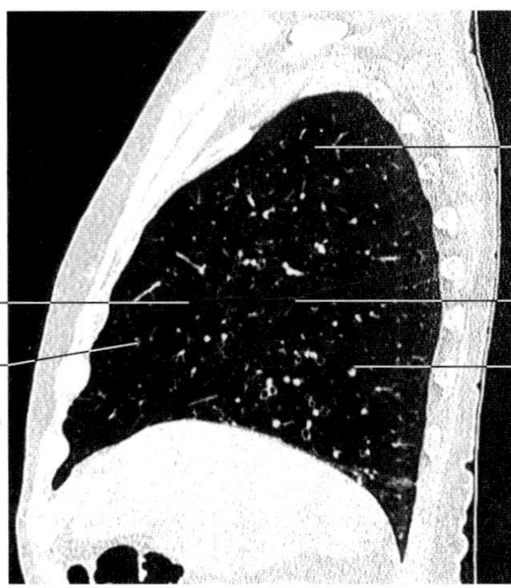

Fig. 55. *Imagerie des poumons.*
B. Scanner du thorax en reconstruction frontale.
C. Scanner du poumon droit en reconstruction sagittale.

QCM

Plusieurs réponses exactes possibles.

133. La trachée :

A. Sa face dorsale est aplatie, au contact de l'œsophage ☐ ☑

B. La bifurcation trachéale se projette en Th 5 ☐ ☑

C. Elle est profonde dans sa portion cervicale ☐ ☐

D. Elle a un squelette cartilagineux ☐ ☑

E. Elle fait suite au cartilage thyroïde ☐ ☐

134. L'artère pulmonaire :

A. Elle conduit aux poumons le sang « veineux » du ventricule droit ☐ ☑

B. Elle décrit un demi-tour de spire sur les faces ventrale et gauche de la portion ascendante de l'arc aortique ☐ ☑

C. Elle se bifurque en deux branches à la face inférieure de la portion horizontale de l'arc aortique ☐ ☑

D. Sa longueur est de 10 cm ☐ ☐

E. Elle naît du ventricule droit au niveau de la valve tricuspide ☐ ☐

135. Les poumons :

A. Leur face latérale est convexe ☐ ☑

B. La face latérale du poumon gauche est croisée par une scissure lobaire de haut en bas et d'avant en arrière ☐ ☐

C. La grande scissure du poumon droit a sensiblement la même direction que celle du poumon gauche ☐ ☑

D. La scissure horizontale se projette au milieu de la scissure oblique ☐ ☑

E. Les scissures s'enfoncent jusqu'au hile ☐ ☑

136. Les plèvres :

A. Elles sont constituées de deux feuillets qui se continuent l'un avec l'autre au niveau du hile pulmonaire ☐ ☑

B. Le feuillet viscéral ne revêt qu'incomplètement les scissures lobaires ☐ ☐

C. Le feuillet pariétal forme un récessus costodiaphragmatique au-dessous du bord inférieur du poumon ☐ ☑

D. Le feuillet viscéral se laisse facilement décoller des coupoles diaphragmatiques ☐ ☐

E. Le feuillet pariétal recouvre les organes du médiastin ☐ ☑

137. Les bronches :

☐ ☐ **A.** La bronche principale droite est plus horizontale que la gauche
☑ ☐ **B.** La bronche principale droite est plus courte que la gauche
☑ ☐ **C.** Il existe deux bronches lobaires gauches
☑ ☐ **D.** Les bronches principales sont des éléments des pédicules pulmonaires
☐ ☐ **E.** Les segments bronchiques ont un squelette fibromusculaire non cartilagineux

138. La segmentation pulmonaire :

☑ ☐ **A.** Le poumon droit présente trois lobes
☑ ☐ **B.** Elle se superpose à la segmentation bronchique
☑ ☐ **C.** Le lobe inférieur de chaque poumon est constitué de cinq segments
☐ ☐ **D.** Le lobe moyen gauche est constitué de deux segments
☐ ☐ **E.** La portion caudale du lobe supérieur du poumon gauche est dénommée culmen

139. Le diaphragme :

☑ ☐ **A.** Est un muscle digastrique
☑ ☐ **B.** Est un muscle inspiratoire
☐ ☐ **C.** Est innervé par les nerfs pneumogastriques
☐ ☐ **D.** Ses piliers s'insèrent sur la colonne thoracique
☑ ☐ **E.** Sépare la cavité thoracique de la cavité abdominale

140. Le pédicule pulmonaire :

☐ ☐ **A.** Les artères bronchiques sont extrapédiculaires et proviennent directement de l'aorte thoracique
☑ ☐ **B.** Les veines bronchiques se drainent dans la veine cave supérieure
☐ ☐ **C.** Il existe une veine pulmonaire à droite et à gauche
☑ ☐ **D.** Les vaisseaux nourriciers comprennent les artères et les veines bronchiques, des vaisseaux lymphatiques et les nerfs bronchiques
☑ ☐ **E.** Les artères bronchiques suivent les ramifications de l'arbre bronchique

141. Les cavités nasales :

☐ ☐ **A.** Elles s'ouvrent dans l'oropharynx par les choanes
☑ ☐ **B.** Elles sont tapissées d'une muqueuse respiratoire ciliée et d'une muqueuse olfactive
☑ ☐ **C.** Les cavités nasales communiquent avec les sinus paranasaux
☑ ☐ **D.** Les cornets nasaux font saillie dans les cavités nasales
☑ ☐ **E.** Elles sont séparées par un septum nasal ostéocartilagineux

142. Les alvéoles pulmonaires :

A. Sont des dilatations sacciformes situées à l'intérieur des lobules pulmonaires	☐	☑
B. Sont le lieu des échanges gazeux	☐	☑
C. Constituent une surface d'échange d'environ 10 m^2	☐	☐
D. Sont richement vascularisées	☐	☑
E. Se remplissent d'air atmosphérique par les conduits alvéolaires	☐	☑

17.
Appareil endocrinien

◗ Planches muettes

Donner un titre et légender les figures suivantes.

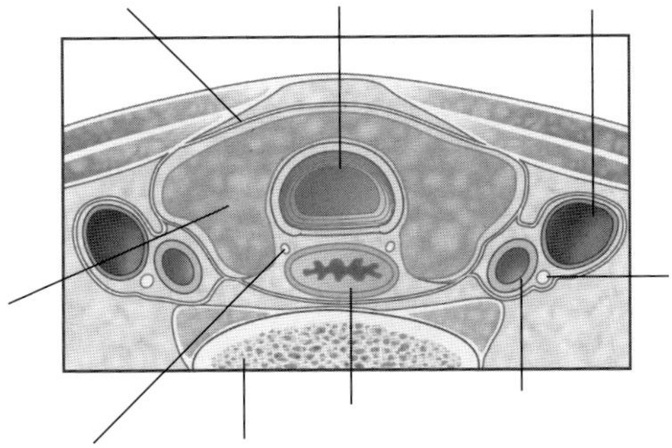

Fig. 56.

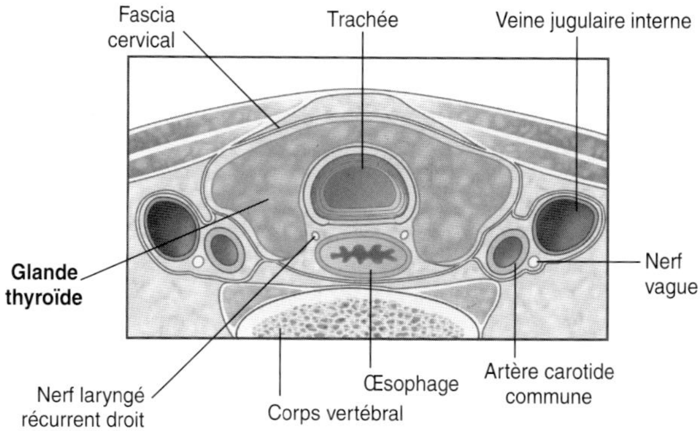

Fig. 56. Glande thyroïde dans le triangle antérieur du cou. Vue horizontale.

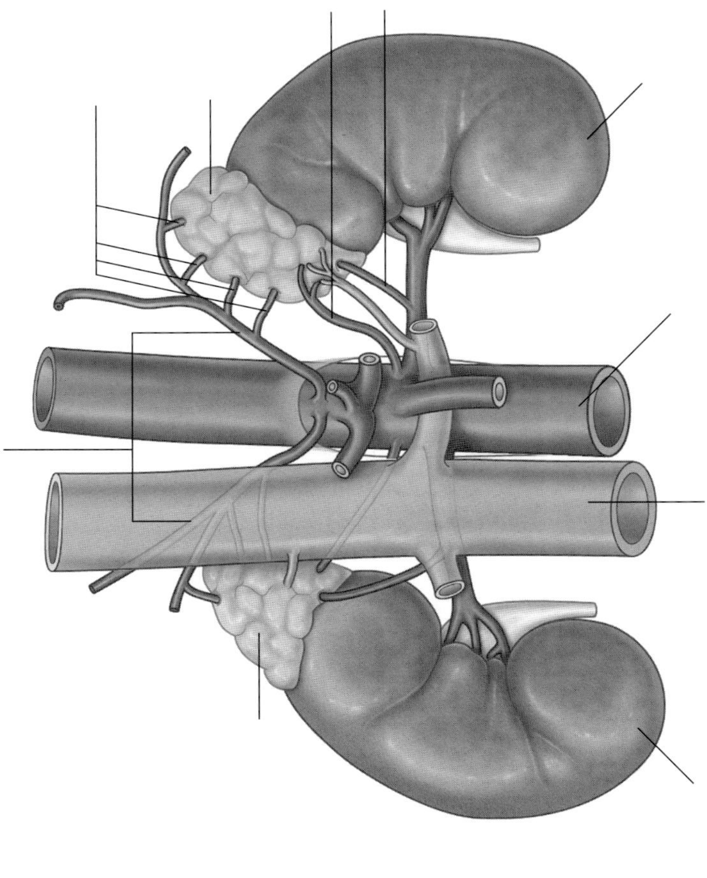

Fig. 57.

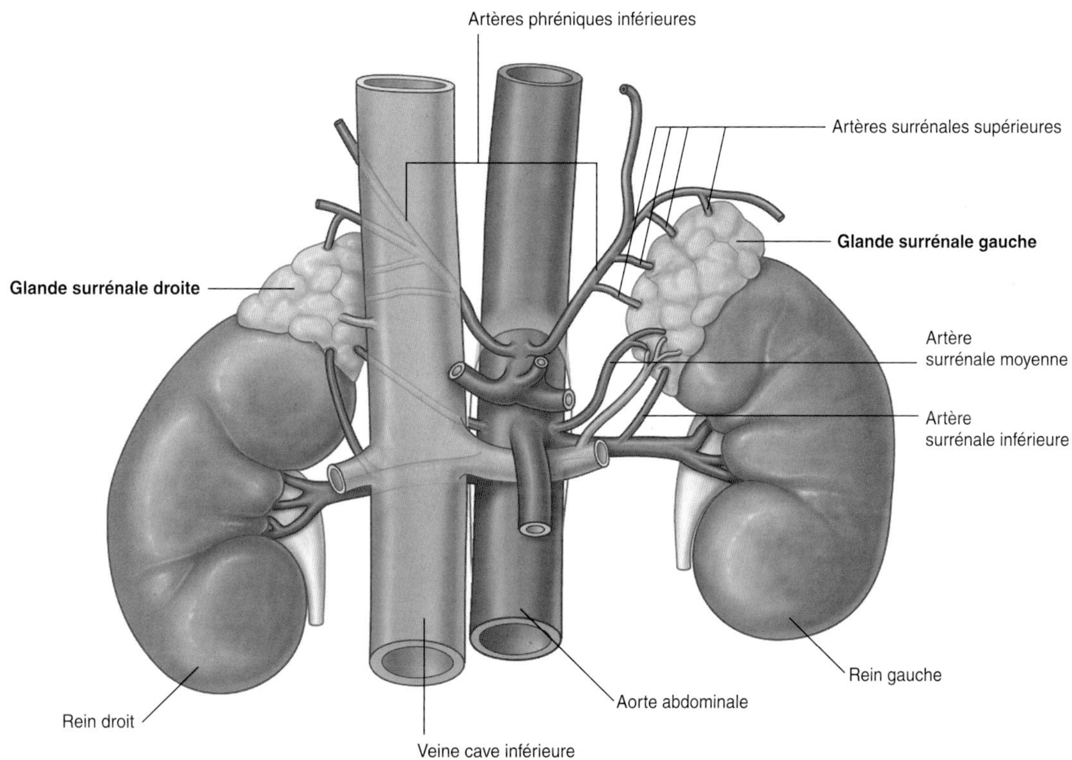

Fig. 57. Glandes surrénales.

QCM

Une ou plusieurs réponses possibles.

143. L'hypophyse :

A. La loge hypophysaire est creusée dans l'os ethmoïde. ☐ ☐
B. Le pédoncule hypophysaire relie l'hypophyse à l'hypothalamus. ☐ ☑
C. L'adénohypophyse est d'origine pharyngienne. ☐ ☑
D. On peut chirurgicalement aborder l'hypophyse par voie transnasale. ☐ ☑
E. Elle est appendue au diencéphale. ☐ ☑

144. L'hypothalamus :

A. Il contrôle l'hypophyse. ☐ ☑
B. Il est en rapport avec le chiasma optique. ☐ ☑
C. Il constitue le plancher du troisième ventricule. ☐ ☑
D. Les *releasing factors* sont transmis à la neurohypophyse via le système porte hypophysaire. ☐ ☐
E. Il se compose de trois régions : rostrale, moyenne et caudale. ☐ ☑

145. La glande thyroïde :

A. Elle est la plus volumineuse glande endocrine de l'organisme. ☐ ☑
B. Elle est constituée de deux lobes supérieur et inférieur. ☐ ☐
C. Ses lobes sont en rapport avec les nerfs vagues, ce qui représente un danger de la chirurgie thyroïdienne. ☐ ☐
D. Son isthme est en avant de la trachée. ☐ ☑
E. Les artères thyroïdiennes supérieures sont les premières branches collatérales des artères carotides externes. ☐ ☑

146. La glande thyroïde :

A. Son isthme est en regard des cinquième et sixième anneaux trachéaux. ☐ ☐
B. L'artère thyroïdienne inférieure est une branche du tronc thyrocervical. ☐ ☑
C. Sous sa capsule se trouvent les glandes parathyroïdes. ☐ ☐
D. Elle est composée d'une médulla et d'un cortex. ☐ ☐
E. Elle est peu vascularisée. ☐ ☐

147. Les glandes parathyroïdes :

A. Elles sont au nombre de huit, deux inférieures et deux supérieures en arrière de chaque lobe thyroïdien. ☐ ☐
B. Elles sont vascularisées par les artères thyroïdiennes supérieures. ☐ ☐
C. Elles sont impliquées dans le métabolisme phosphocalcique. ☐ ☑
D. Elles sont plaquées contre les faces postérieures des lobes thyroïdiens et difficiles à distinguer. ☐ ☑
E. Elles doivent être préservées en cas de chirurgie thyroïdienne. ☐ ☑

148. Les glandes surrénales :

☑ ☐ **A.** Elles sont rétropéritonéales.
☑ ☐ **B.** Elles ont un rapport étroit avec le bord supérieur du pédicule rénal.
☐ ☐ **C.** La veine surrénale principale gauche se jette dans la veine cave inférieure.
☑ ☐ **D.** Elles sont contenues dans le fascia rénal.
☑ ☐ **E.** Elles sont richement innervées par le plexus cœliaque.

149. Les glandes surrénales :

☑ ☐ **A.** Elle est rétropancréatique à gauche.
☑ ☐ **B.** Les artères surrénales proviennent de l'aorte abdominale.
☐ ☐ **C.** Elle est en avant de la veine cave inférieure à droite.
☑ ☐ **D.** Elles sont en rapport avec le diaphragme.
☑ ☐ **E.** Elles sont entourées d'une capsule conjonctive.

150. Les cellules interstitielles des testicules :

☑ ☐ **A.** Elles sont également dénommées cellules de Leydig.
☑ ☐ **B.** Elles sont situées entre les tubes séminifères, au contact des capillaires.
☐ ☐ **C.** Elles sécrètent des hormones sexuelles stéroïdes mâles dénommées œstrogènes.
☑ ☐ **D.** Leur sécrétion est régulée par les hormones gonadotropes hypophysaires.
☐ ☐ **E.** Elles fabriquent également des spermatozoïdes.

151. Les cellules interstitielles des ovaires :

☑ ☐ **A.** Le follicule ovarien entoure l'ovocyte.
☑ ☐ **B.** Le follicule ovarien sécrète des hormones sexuelles féminines dénommées œstrogènes.
☑ ☐ **C.** Le corps jaune est la partie restante du follicule après l'ovulation.
☑ ☐ **D.** Le corps jaune sécrète la progestérone.
☐ ☐ **E.** La sécrétion hormonale de l'ovaire est constante.

152. Les moyens d'exploration morphologique :

☑ ☐ **A.** L'IRM est l'examen de choix pour l'hypophyse.
☑ ☐ **B.** L'échographie cervicale est l'examen de choix pour la glande thyroïde et les glandes parathyroïdes.
☑ ☐ **C.** La TDM abdominale est l'examen de choix pour les glandes surrénales.
☐ ☐ **D.** Seules les glandes parathyroïdes situées sur la face antérieure de la glande thyroïde sont palpables.
☑ ☐ **E.** Lors de la palpation, la glande thyroïde est mobile à la déglutition.

18.
Croissance et sénescence

QCM

153. Parmi les propositions suivantes, laquelle caractérise l'hyperplasie cellulaire ?

A. Augmentation de la taille des cellules.	☐	☐
B. Augmentation de la matrice extracellulaire.	☐	☐
C. Augmentation du nombre des cellules.	☐	☑
D. Augmentation de la taille du noyau.	☐	☐
E. Variations de la forme des cellules.	☐	☐

154. Parmi les propositions suivantes, laquelle caractérise l'hypertrophie cellulaire ?

A. Augmentation de la taille des cellules.	☐	☑
B. Augmentation de la matrice extracellulaire.	☐	☐
C. Augmentation du nombre des cellules.	☐	☐
D. Augmentation de la taille du noyau.	☐	☐
E. Variations de la forme des cellules.	☐	☐

155. Parmi les techniques de mesure suivantes, laquelle est la plus utilisée pour la mesure de la croissance anténatale ?

A. Mesure de la taille entre le sommet du crâne et le talon.	☐	☐
B. Mesure de la taille entre le sommet du crâne et le coccyx.	☐	☑
C. Mesure de la taille entre la première vertèbre cervicale et le coccyx.	☐	☐
D. Mesure de la longueur du pied.	☐	☐
E. Mesure de la taille de l'utérus.	☐	☐

156. Au cours de quel mois de la vie intra-utérine se déroule l'organogenèse ?

A. Premier mois.	☐	☐
B. Deuxième mois.	☐	☑
C. Troisième mois.	☐	☐
D. Quatrième mois.	☐	☐
E. Cinquième mois.	☐	☐

157. Parmi les propositions suivantes concernant le développement du système cardiorespiratoire, laquelle ou lesquelles sont exactes ?

A. La taille relative du cœur diminue au cours de la croissance postnatale.	☐	☑
B. La taille relative du cœur augmente pendant la période postnatale.	☐	☐
C. Le nombre des alvéoles pulmonaires est fixé à la naissance.	☐	☐
D. Le nombre des alvéoles pulmonaires est fixé à partir de neuf ans.	☐	☑
E. Le nombre des alvéoles pulmonaires est fixé à partir de l'âge adulte.	☐	☐

158. Parmi les propositions suivantes concernant le développement du système génito-urinaire, laquelle ou lesquelles sont exactes ?

☐ ☐ **A.** Les reins sont totalement fonctionnels à la naissance.
☐ ☐ **B.** Chez le nouveau-né la vessie est située dans le pelvis.
☑ ☐ **C.** Le testicule est le plus souvent situé dans le scrotum à la naissance.
☑ ☐ **D.** Les glandes mammaires peuvent augmenter de taille pendant la période néonatale pour diminuer ensuite.
☐ ☐ **E.** La prostate n'apparaît chez le garçon qu'après la puberté.

159. Parmi les éléments suivants, lequel ou lesquels peuvent être considérés comme de bons marqueurs de la maturité d'un enfant ?

☑ ☐ **A.** L'âge osseux.
☐ ☐ **B.** L'épaisseur de la peau.
☑ ☐ **C.** L'éruption des dents.
☑ ☐ **D.** L'examen neurologique.
☐ ☐ **E.** La taille des globes oculaires.

160. Parmi les éléments suivants, lequel ou lesquels sont liés à la ménopause ?

☑ ☐ **A.** Diminution de production d'œstrogènes.
☐ ☐ **B.** Diminution de la graisse.
☑ ☐ **C.** Diminution de la teneur en calcium des os.
☑ ☐ **D.** Atrophie cutanée.
☑ ☐ **E.** Atrophie muqueuse.

161. Parmi les éléments suivants, lequel ou lesquels sont liés au vieillissement ?

☑ ☐ **A.** Augmentation de la masse graisseuse.
☑ ☐ **B.** Diminution de la masse musculaire.
☐ ☐ **C.** Diminution du volume cardiaque.
☑ ☐ **D.** Diminution du volume des reins.
☐ ☐ **E.** Augmentation de la durée du sommeil.

162. Parmi les éléments suivants, lequel ou lesquels sont liés au vieillissement des organes sensoriels ?

☐ ☐ **A.** Myopie.
☑ ☐ **B.** Diminution des capacités d'accommodation.
☑ ☐ **C.** Dégénérescence des cellules de la rétine.
☑ ☐ **D.** Diminution de l'audition.
☑ ☐ **E.** Diminution de l'équilibre.

470890 – (I) – 6 – CSB 115° - SPI

ELSEVIER MASSON S.A.S
62, rue Camille-Desmoulins
92442 Issy-les-Moulineaux Cedex
Dépôt légal : avril 2011

Achevé d'imprimer sur les presses de
Legoprint
en mars 2011

Imprimé en Italie